谨以此书献给我的爱人和良师挚友们

谵妄

临床实用手册

贡京京　主编

全国百佳图书出版单位
中国中医药出版社
·北京·

图书在版编目（CIP）数据

谵妄临床实用手册 / 贡京京主编 . -- 北京 : 中国
中医药出版社 , 2025. 5
ISBN 978-7-5132-9456-0

Ⅰ . R277.7-62

中国国家版本馆 CIP 数据核字第 2025YA9055 号

中国中医药出版社出版

北京经济技术开发区科创十三街 31 号院二区 8 号楼
邮政编码　100176
传真　010-64405721
保定市西城胶印有限公司印刷
各地新华书店经销

开本 880×1230　1/32　印张 12.25　字数 245 千字
2025 年 5 月第 1 版　2025 年 5 月第 1 次印刷
书号　ISBN 978 - 7 - 5132 - 9456 - 0

定价　59.00 元
网址　www.cptcm.com

服 务 热 线　010-64405510
购 书 热 线　010-89535836
维 权 打 假　010-64405753

微信服务号　**zgzyycbs**
微商城网址　**https://kdt.im/LIdUGr**
官 方 微 博　**http://e.weibo.com/cptcm**
天猫旗舰店网址　**https://zgzyycbs.tmall.com**

如有印装质量问题请与本社出版部联系（010-64405510）
版权专有　侵权必究

《谵妄临床实用手册》编委会

主　审	朱世宏
主　编	贡京京
副主编	吕　静　张　焱　郁　可
编　委	罗永春　宋　斌　刘慧龙　丁　玉
	马丽芳　刘　洋　王怡然　郭晓媛
	甄　飞　李学秀　吴海静　范虹颖
	杨学伶
秘　书	李田田　许诗英　徐　静

张序

《谵妄临床实用手册》一书的主编贡京京医生嘱我为本书写序言，我欣然接受了。谵妄是一种常见的精神错乱状态，几乎每一位临床医生都会遇到谵妄的患者。然而，研究谵妄状态的病理生理、临床防治等课题的医生少之又少。贡京京医生是我的博士后学生、关门弟子，他的神经心理学知识渊博，将神经问题与精神问题相互关联考量是他临床工作中的特色。人类的意识分为"觉醒系统"和"意识内容"两个方面，任何一个方面的改变都表现为意识障碍，谵妄属于以意识内容改变为主的意识障碍，其具体的解说及详细的分类，书中都给出了国际及国内的最新概念。

《谵妄临床实用手册》不仅介绍了谵妄的定义、分类、流行病学、危险因素、临床表现与评估，而且详细讲述了诊断与鉴别诊断、治疗原则、治疗用药的选择及其可能发生的药物配伍禁忌，还用较大篇幅介绍了重症监护病房（ICU）、术后及癌症患者的谵妄管理，具有较高的临床指导意义。同时，本书提供了真实病例进行分析和解答，这些内容生动、灵活，具有很好的教学价值。

本书好比一本"口袋书"，面对谵妄患者，你在书中能随时查到解决相关问题的答案。在此，我推荐这本书，因为它可以帮助更多的医务工作者及时发现处于急性谵妄状态的患者，并给予这些患者积极、准确的治疗。

中国人民解放军总医院第七医学中心
神经内科原主任医师、博士研究生导师

张微微

2025 年 1 月

王序

    谵妄是临床常见的急性脑病综合征，是在非特异性病因作用下出现的脑功能活动紊乱，其病因学基础由多因素综合作用构成，临床特征为意识异常状态。谵妄可发生于任何年龄，常见于老年患者和伴有严重躯体疾病的患者及手术后患者。临床实践中，对谵妄的有效识别和评估并采取及时有效的干预措施非常必要。贡京京医生主编的《谵妄临床实用手册》一书非常全面详细地介绍了谵妄的相关知识，特别介绍了 ICU 患者、手术后患者及癌症晚期患者谵妄的临床特点，为临床各科室医生和相关照料人员识别并有效干预谵妄提供了科学的指引。贡京京医生是神经内科医生，曾在精神科进修，深刻体会到谵妄对患者预后及照料者构成的严重影响，提出"谵妄的逆转有时难以实现或不尽如人意，但还是建议采取非药物干预策略处理患者的谵妄症状，并在必要时辅以药物治疗"，认为心理支持对于所有患者及其家属都是必要的，体现了人文关怀的理念。

愿本书的读者对谵妄有更加全面的认识，在临床实践中及时识别谵妄患者并给予恰当有效的干预。

北京大学第六医院

王码洋

2025 年 1 月

自序

　　本书可能是第一部系统阐述谵妄的临床手册，因为如果在各大网购平台上搜索关键词"谵妄"，大概率搜到的是法律出版社出版的《谵妄与规则——精神病人的规训及规范》（一本以法律人的视角对精神病患者问题进行深入研究的专著），以及《麻醉与神经毒性》（其中涉及不少术后谵妄的内容）。实际上，谵妄患者可见于内、外、妇、儿等各个临床科室，尤其是在 ICU、神经内科、神经外科、肿瘤等科室更为常见，且谵妄在夜间出现概率更高，如值班医生（多为低年资医生）不能及时发现或处理不当（比如不少医生惯常用地西泮"对付"谵妄，反而可能加重谵妄），极易造成严重后果，已经越来越引起大家的重视和反思。

　　令人头痛的是，谵妄可表现为突然出现的精神行为异常，而且症状呈波动性，重时"六亲不认"，轻时坐卧如常，容易误诊和漏诊（其中活动减退型谵妄更难以识别和诊断）。更令人头痛的是，谵妄的病因常常五花八门，甚至深藏不露，难以发觉，若缺乏相关知识和经验，难免在处理时进退失据、手忙脚乱。我想如果此时值班医生的白大衣口袋中能有一部以临床实践为导向、系统论述谵妄的手册，可能对谵妄的处理会变得更加从容。

《谵妄临床实用手册》主要由四个章节组成：认识谵妄（基本知识，包括内科容易出现的特殊谵妄），ICU谵妄的处理，术后谵妄的管理（包括成人、老年人群和儿童），癌症患者的谵妄管理。每章又由三个模块构成：内容提要，正文，病例讨论。内容提要主要帮助临床医生快速熟悉本章正文重点内容；有感兴趣或需要进一步了解的内容可进入正文模块进行查阅和学习；书中所提供的相关典型病例，其实是我们将几个真实病例进行了有机融合，目的是辅助读者更好地理解和掌握对谵妄的认识和处理。书后附录部分附有常用药物和常用量表。值得一提的是，关于附录中的常用药物，我在查阅相关专著和文献的基础上，结合自己的临床经验，择要介绍了临床中用于控制患者精神症状、情绪障碍（焦虑、抑郁等）、失眠等症状的常用药物，特别指出了各药物在临床应用中的潜在优势和不足。对非专科医生而言，这部分内容不仅可以为他们治疗谵妄患者提供用药指导，也可以为他们处理病房内普通患者的相关症状提供有力的参考。

需要说明的是，本手册参考了许多英文文献、指南与专家共识，有些文献或指南虽然已有中文版本，但是为了避免错漏，本着"信""达""雅"的原则，我们依然参照原文献重新进行了翻译和编写，以保证内容的准确无误；在翻译时，为便于理解，我们尽量用短句和主动语态；对于为了更符合国人的阅读习惯而曲译的内容，或者不是很有把握的翻译内容，我们备注了英文原文，便于读者根据各自的专业背景更准确地理解相关内容，也有助于读者根据相关专业词汇进行网上的检索和延伸阅读（绝不是为了赶时髦）。初稿完成后，我们邀请各专科经验丰富的专家进行了初审和讨论，并根据专家意见对初稿进行了完善和改进。最后，我有幸请到了中国人民解放军总医院第七医学中心的朱世宏老师作为本书的主审。朱老师是我当年在 ICU 轮转时的带教老师，他内外兼修、文武兼备，不仅医术精湛，最为人称道的是他对患者极端负责的态度，真正做到了待患如亲、上善若水，一直是我学习的榜样！由朱老师对本书进行最后的把关，给了我极大的信心和力量！

　　本书的编写始于 2019 年年底，转眼已是五个寒暑，虽然我知道写书不易，但显然我还是低估了它的难度：彼时我正准备从工作 10 余年的"老东家"退役，心想刚好有机会全力以赴，一年半载，必能毕其功于一役。其间写写停停，停停写写，历经退役、两次工作变更、父母生病住院、准备心理治疗师考试、完成西学中理论课的学习……编写一度陷入停滞，然而"念念不忘，必有回响"，心中的使命感和亲朋好友的鼓励帮助一路支持我坚持到现在：陈总将写书的种子种在我心底，耿雪岩编辑独具慧眼的支持和鼓励让我能继续隐忍前行，和我志同道合的兄弟姐妹们（详见编委会名单）陆续加入编写队伍中，使我不再孤单。"众人拾柴火焰高"，如果说这册小书还有什么可取之处，一定是因为有了你们的共同奔赴和不离不弃，让这册小书成为我们友谊的最好见证吧！

容我再借此机会感谢一下生命中的贵人和伯乐：22年前，我拜入刚从美国访学归国的苗丹民教授的门下，严师如父，无论在学术上还是在生活上，恩师都为我倾注了大量的心血，6年的含辛茹苦，恩师助我打开了心理学的玄妙之门，使我学业有成，并找到人生幸福；16年前，刚来到北京时，蒙敬爱的张微微教授不弃，言传身教、耳提面命，为我打开了神经病学的大门；9年前，极具开拓精神的黄勇华主任送我去北京大学第六医院进修，使我有机会跟随王向群教授、王希林教授等一批名师学习，为我打开了精神病学的大门；4年前，恩师张微微教授将我引荐给高颖教授，使我得以进入北京中医药大学东直门医院，完成了我学习中医的夙愿（北京中医药大学是我高考第一志愿）。试想，如果没有这些恩师多年的谆谆教诲和悉心指导，今天的我哪有勇气和信心不揣冒昧，编此小书？！

《国语》有云："民生于三，事之如一。父生之，师教之，君食之。"所以我还要感谢我的父母，他们教导我要善良、勤俭、真诚、坚韧，教给我立身之本；感谢我的岳父岳母，他们虽年事已高，原本可以颐养天年，却为了减轻我和爱人的负担，十余年如一日，主动承担了家中繁重的家务，还帮我们照顾两个顽皮的小朋友，使我们全无后顾之忧，全身心地投入工作中；感谢我的爱人，对我的人生选择她总是全力支持、无怨无悔，是我最坚强的后盾；当然也要感谢两个顽皮可爱的小朋友，虽然总是"让我欢喜让我忧"，但因为有你们，我的生命变得更富足、更完整。纸短情长，还有更多帮助过我的师友无法一一列出，万望见谅，均已谨记于心，没齿不忘。

　　30多年前，一个少年发愿将来成为一名作家。时光荏苒，30多年过去了，少年变成大叔，终于在他的不惑之年完成了第一部作品：没有约稿，没有任务下达，没有课题支持，只有心甘情愿，完全自觉、自愿、自然——就像困了要睡觉，饿了要吃饭一般自然。同时，"第一部"意味着他是谨慎而小心的、严肃而认真的，是带着满满诚意的，经常为一个单词的翻译反复推敲和斟酌，虽然没有达到"两句三年得，一吟双泪流"的程度，但也体会了"但为君故，沉吟至今"的执着与坚持。所以，这册小书也是他的生命之书，既让他体味到成长与进步的步履维艰，也让他尽享成功的欢乐、友谊的甘醇和生命的丰盈之美。如果你要问他为什么写这本小书，他会把英国登山家乔治·马洛里（George Herbert Leigh Mallory）的故事讲给你听：

　　记者问他：**Why did you want to climb Mount Qomolangma?**

　　　　（为什么你要去爬珠穆朗玛峰？）

马洛里回答：**Because it's there.**

（因为山就在那里。）

贡京京

2024 年 9 月 17 日

初稿写于北京市海淀区阜成路 28 号院

再稿写于北京市海淀区复兴路 28 号院

目

录

第一章　认识谵妄

内容提要

◇　谵妄是临床上常见的急性发作的脑功能障碍——"一反常态"。

◇　其主要特征为较短时间内发生的注意障碍和意识改变，且一天中病情严重程度存在波动，并伴随着认知的变化。

◇　谵妄的四大特征：急性起病和病程的波动性（昼轻夜重），注意力障碍（注意的指向、维持、转移），意识障碍（意识水平下降，意识内容杂乱无章），认知障碍（记忆、定向、思维、言语、知觉等）。

◇　谵妄临床表现为与平时（baseline）相比，精神状态发生改变或波动、注意力不集中（inattention）、思维紊乱（disorganized thinking）或意识水平改变（an altered level of consciousness）。

◇　谵妄主要发生在 ICU 机械通气患者、术后患者等。谵妄患者住院时间延长，死亡率增加，60% 的患者在谵妄后出现持久的认知功能损害，其发展为痴呆的风险增加 3 倍。

◇ 谵妄主要的神经病理机制之一是多巴胺神经元活动的相对亢进和胆碱能神经元活动的相对不足。

◇ 谵妄既可以是亢奋的、偏执的（活动过度型），也可以是安静的、淡漠的（活动减退型），还可以两者兼有（混合型）。活动过度型谵妄容易识别，易受关注，转归相对良好。活动减退型谵妄不容易识别，易漏诊、误诊，预后相对较差，应当引起重视。相较于上述两种类型，混合型谵妄持续时间最长。

◇ 谵妄的病因筛查：WHHHHIMPS 与 I WATCH DEATH。

◇ 常用谵妄的评估量表：意识模糊评估法（CAM）系列量表、重症监护谵妄筛查表（ICDSC）、谵妄分级量表（DRS）、护理谵妄筛查量表（Nu-DESC）、儿童麻醉苏醒期谵妄评分（PAED）等。

◇ 谵妄的主要诊断标准：参照 2013 年美国心理学家协会（APA）发布的《精神障碍诊断与统计手册（第五版）》（DSM-5）对谵妄的诊断标准。

◇ 谵妄非药物管理：家人支持陪护、减少不良刺激、创造无危险环境、维持日常功能状态、辅助时间地点定向、清晰明了的让患者有安全感的交流沟通方式等。

◇ 谵妄的治疗原则：全面评估、提前预防（非药物）、筛查病因、对因治疗（治疗核心）、对症处理（个体化）。

◇ 谵妄对因治疗原则：筛查潜在病因后，及时纠正病因，是处理谵妄的核心和关键。

◇ 谵妄对症治疗原则：个体化单一用药，小剂量起始，根据病情逐渐滴定至有效维持剂量，短期使用。避免过量使用抗精神病药，避免过晚给药，避免过度使用苯二氮䓬类药物等。

◇ 氟哌啶醇是治疗谵妄的一线药物（常与劳拉西泮合用），常用于控制重症患者的中重度活动过度型谵妄。治疗谵妄的其他药物包括喹硫平、奥氮平、利培酮、右美托咪定、曲唑酮、苯二氮䓬类药物（酒精或镇静催眠药戒断状态）等。

◇ 老年痴呆伴发行为障碍的患者服用抗精神病药物时有增加死亡和脑血管病事件的风险。

第一节 谵妄的定义与分类

一、谵妄的定义 [1-2]

（一）谵妄是多种原因引起的一过性意识混乱状态（图 1-1），主要特征为注意障碍和意识障碍，在短时间内发展、波动，并伴随着认知的变化 [3]。虽然谵妄的表现以精神症状为主，但其产生和发展是全身疾病与脑功能共同作用的结果 [4]。

（二）2018 年，世界卫生组织（WHO）发布国际疾病分类第 11 次修订本（ICD-11）对谵妄进行了重新定义。中国专家认为，该定义能够更全面地涵盖谵妄的病因、起病形式、临床表现 [5]。

1. 谵妄是急性或亚急性起病的注意障碍（指向、聚焦、维持和转移注意的能力减弱）和意识障碍（对环境的定向力减弱）。

2. 在 1 天内症状常出现波动，并伴其他认知障碍（如记忆、语言、视空间功能或感知觉障碍等）。

3. 可影响睡眠觉醒周期，其病因常为非精神行为障碍类疾病、物质或某种药物中毒或戒断。

（三）谵妄的别称包括急性意识模糊状态（acute confusional state）、急性意识模糊（acute confusion）、急性脑病（acute encephalopathy），即与平时（baseline）相比，精神状态发生改变或波动、注意力不集中（inattention）、思维紊乱（disorganized thinking）或意识水平改变（an altered level of consciousness）。

（四）谵妄是意识障碍的一种亚型，是急性发作的脑功能障碍（acute onset of cerebral dysfunction）。

1. 人的意识活动由意识水平和意识内容两部分组成，二者之一出现异常均属于意识障碍。

2. 谵妄患者意识水平失常，高低波动（例如对环境觉察的清晰度下降），注意力的集中、保持和转移的能力下降。意识内容杂乱无章，是意识障碍的具体表现形式之一，反映脑功能的异常[4]。

3. 认知能力的改变（记忆缺损、定向力受损、言语混乱等），或知觉障碍的不断恶化（幻觉、妄想等），但并不是每位谵妄患者都一定会出现幻觉或妄想。

（五）目前，对于谵妄的定义尚缺乏一致性共识[3]，尽管在 2013 年 APA 发布的《精神障碍诊断与统计手册（第五版）》（*Diagnostic and Statistical Manual of Mental Disorders-Fifth Edition*，DSM-5）对谵妄的诊断有明确的标准[6]，但仍存在许多问题有待商榷：

1. 谵妄能否在唤醒严重降低（severely reduced arousal）的状态下被诊断出来。

2. 唤醒水平（level of arousal）是一个连续状态（continuum），没有明确的证据表明唤醒水平严重紊乱

（severely disturbed arousal）的患者不同于紊乱程度相对较轻（milder disturbance）的患者[3]。

3. 对于没有昏迷但也不能交流的患者，无法证明其注意力不集中，如果没有对这类患者进行谵妄的评估，这些谵妄病例可能会被漏诊，这将对患者的安全和临床、研究工作的结果产生负面影响[3]。

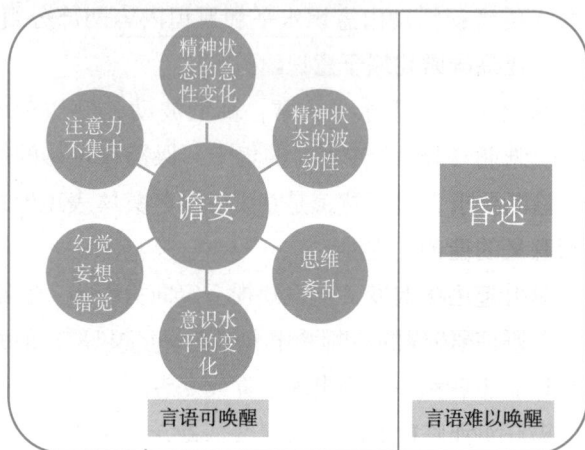

图 1-1　急性脑功能障碍（谵妄和昏迷）[3]

二、谵妄的分类[2,4,7]

（一）按病因分为 2 类[4]

1. 重症相关谵妄。

2. 非重症相关谵妄（例如麻醉未醒、撤药反应、戒断反应等）。

（二）按临床诊断分为 2 类[4]

1. 临床型　依照诊断标准（详见下文），完全符合谵妄的诊断。

2. 亚临床型　依照诊断标准，部分符合谵妄的诊断，又称亚临床谵妄综合征（subsyndromal delirium）或衰减谵妄综合征[6]：

（1）亚临床谵妄综合征是介于正常意识与谵妄之间的过渡状态。

（2）未能符合谵妄或神经认知障碍类别中任一种疾病的全部诊断要求，但其已表现出谵妄的典型症状，且引起有临床意义的痛苦，或导致社交、职业或其他重要功能的损害，应引起足够重视。

（3）既往研究显示，亚临床谵妄综合征与谵妄的住院时间接近，ICU 滞留时间和住院时间均长于无谵妄患者，因此应提高对亚临床谵妄的重视及早期筛查干预，以减少对预后的影响。

（4）通过预防谵妄可以改善患者临床结局，因此早期识别和干预亚临床谵妄综合征，避免其进展为临床谵妄，亦成为重要的治疗要求[8]。

（三）按症状表现典型特征分为 3 类[6]

1. 活动过度型（hyperactive）

（1）个体的精神运动活动处于过度和亢进的水平，可伴有心境不稳、激越，和／或拒绝诊疗服务等，可表现为躁动、激惹，有幻觉、妄想和／或不恰当行为的增多等。

（2）易受关注，容易识别，易引发医疗护理事故和意外，转归相对良好。

（3）该型在内科重症监护（medical intensive care unit，MICU）患者中占谵妄事件的 1.6%[7]。

2. 活动减退型（hypoactive）

（1）个体的精神运动活动处于减退的水平，可伴有迟缓和接近木僵的昏睡（lethargic），可表现为意识模糊（confusion）、情感淡漠、言语减少、平静（calm）、镇静（sedation），又被称为"安静谵妄"（quiet delirium）。

（2）特别警惕可能提示活动减退型谵妄的变化，如退缩、反应缓慢、活动能力和运动能力下降、注意力不集中、食欲下降等，这些变化往往被忽视[9]。

（3）罕有兴奋表现，不容易识别，易漏诊、误诊，预后相对较差。

（4）该型在内科重症监护患者中占谵妄事件的 43.5%[7]。

（5）高龄是该型谵妄强烈的预测因素，如果缺乏积极的监测，该型谵妄很可能会被遗漏。

（6）遗憾的是，在经典的神经病学文献中，谵妄被认为是广泛的急性意识错乱状态（broader rubric of acute confusional states），主要指代的是活动过度型谵妄，而将活动减退型谵妄排除在外[3]。

（7）"脑病"（encephalopathy）一词经常被用来描述患者一系列异常的精神状态，包括了活动减退型谵妄（在其主要病因被确定时）[3]。

3. 混合型（mixed）

（1）同时具有上述两种类型的特征，在上述两个类型表现之间波动。

（2）呈间断发作，在临床上常被忽视。有研究表明，相较于上述两种类型，混合型谵妄持续时间最长[10]。

（3）该型在内科重症监护患者中占谵妄事件的54.9%[7]，转归相对较差。

此外，也有研究者提出另一种亚型，即迁延型或持续型谵妄，认为其多见于既往存在认知功能障碍的患者，或继发于颅内新发病变者，相对较少[5]。

第二节　谵妄的患病率与结局[2,11]

一、患病率

（一）谵妄的发生率根据所检查的患者人群和诊断方法的不同（例如采用精神病学评估与应用护士筛查工具相比较而言）而有很大差异[12]。

（二）在住院患者中有16%～89%的患者存在谵妄，其中包括麻醉后护理单元中高达45%的患者和病房中50%的术后患者[13-14]。

（三）在ICU中该症发病率是最高的，高达80%的机械通气患者可能发生谵妄[15]。

（四）内科患者住院时谵妄的发生率为 10%，住院后发展为谵妄的概率为 10%～30%。

（五）术后谵妄发生率为 15%～53%。

（六）急性髋部骨折住院期间谵妄发生率为 35%（29%～68%）。

（七）重症监护患者谵妄发生率达 70%～87%。

二、结局

（一）谵妄患者住院时间延长，死亡率增加。

（二）谵妄患者住院期间死亡率为 6%～18%（是对照组的 2 倍）。

（三）谵妄病例的年死亡率为 35%～40%，死亡与谵妄发作时间长短有关。

（四）谵妄发病后 3 年内诊断痴呆的概率较高。

（五）约 60% 的患者在谵妄后出现持久的认知功能损害，其发展为痴呆的风险增加 3 倍。

第三节　谵妄的神经生理学解释与危险因素

一、谵妄的神经生理学解释[16]

（一）谵妄的病理生理机制复杂且尚未充分了解，推测可能多种病理生理机制与谵妄的发生有关，如神经炎症机制、神经老化、氧化应激、神经递质的失衡、神经内分泌紊乱、褪黑素调节障碍等，不同机制互相补充、部分互有重叠，最终产生神经递质调节障碍和神经网络连接障碍，导致系统整合衰竭，从而出现谵妄症状[5]。

（二）多种神经递质紊乱与谵妄相关[17]，但脑失衡（cerebral imbalance）导致多巴胺神经元活动的相对亢进（多巴胺水平升高）和胆碱能神经元活动的相对不足（乙酰胆碱合成受损、胆碱能突触的损伤等），已成为谵妄神经病理生理的主要机制之一，它也为过去 20 多年谵妄的防治提供了药理学基础：

1. 上行网状激活系统（RAS）和双侧丘脑投射系统调控着人体的警觉，而新皮层和边缘系统投射到该系统控制着注意。

2. 上行网状激活系统（RAS）的主要神经递质是乙酰胆碱，抗胆碱能药物可干扰该激活系统的功能，对注意和警觉的损伤是谵妄的前兆。

3. 由微血管疾病或脑萎缩造成的老年患者胆碱能神经功能缺失，使其患谵妄的风险增加。

4. 氧化应激反应导致内源性多巴胺释放，可导致患者知觉障碍和偏执，使谵妄患者出现"精神病性症状"。另外，脓毒血症等引起的系统炎症反应还可通过内皮细胞活化、脑血流受损、血脑屏障破坏等神经毒性反应促进谵妄的发生[18]。

5. 胆碱能药物与多巴胺拮抗剂（如氟哌啶醇）可以有效控制谵妄。

（三）特定位置的脑损伤与谵妄密切相关，例如右侧大脑半球皮层下白质或海马旁回出血，谵妄的发生率明显升高[19]。

（四）暴露于应激源后，脑功能的崩溃及大脑连通性和可塑性的损害最终导致了谵妄的发生[20]。

（五）其他与谵妄相关的潜在的病理生理机制还包括皮质醇异常、应激反应、炎症和大脑氧化代谢紊乱[17,21]、血浆氨基酸（色氨酸、酪氨酸）浓度的改变等[22]。

二、谵妄的危险因素（risk factors）

（一）谵妄的危险因素是多方面的，认知功能和躯体功能储备较差的患者可能因应激（例如手术、危重疾病）而引起维持脑功能的能力下降，因此发生谵妄的风险较高。

（二）总体上谵妄的危险因素可分为患者易感因素（predisposing patient factors）和临床诱发因素（precipitating clinical factors）两大类[12]。

1. 易感因素　是患者先前已经存在的异常问题和状况，例如高龄、认知障碍（过去或现在）和/或痴呆、严重疾病（正在恶化或有恶化的危险）[9]、患有多种基础病等，又被称为间接危险因素。

2. 诱发因素　是指各种病因或临床干预导致急性应激或损伤，进而激活特定的谵妄事件，例如急性外伤（如髋部骨折[9]）、各类急性内科疾病、手术、机械通气、镇静等，又被称为直接危险因素[23]。

（三）绝大多数谵妄的发生都是多种病因共同作用的结果，其中最重要的易感因素包括已有认知功能受损或痴呆、高龄（65岁以上）、严重疾病、髋部骨折[9]、共患多种疾病、既往有谵妄、卒中、神经系统疾病、跌倒和步态障碍等病史、使用精神活性物质、多种药物联用（>4种药物）、使用抗胆碱能药物等[2]。

（四）筛查重点病因，即可导致谵妄且严重威胁生命的诱发因素[16]。

1.Wernicke病（**W**ernicke's disease）。

2. 缺氧（**H**ypoxia）。

3. 低血糖（**H**ypoglycemia）。

4. 高血压脑病（**H**ypertensive encephalopathy）。

5. 体温过高或体温过低（**H**yperthermia or Hypothermia）。

6. 脑出血（**I**ntracerebral hemorrhage）。

7. 脑膜炎或脑炎（**M**eningitis or encephalitis）。

8. 中毒（外源性或医源性）（**P**oisoning, exogenous or iatrogenic）。

9. 癫痫持续状态（**S**tatus epilepticus）。

上述多种诱发因素可取其首字母，简称为 WHHHH-IMPS。

（五）筛查常见病因，即可导致谵妄的常见诱发因素[11,16]。

1. 感染（Infection） 肺炎、泌尿系统感染、中枢神经系统感染（脑炎、脑膜炎、脑脓肿等）、梅毒、获得性免疫缺陷综合征（艾滋病）、真菌病、菌血症、脓毒血症等。

谵妄多与菌血症相关，老年患者若不考虑基础疾病，意识模糊多由感染引发，泌尿系统感染和肺炎是老年人最常见的感染，当两者合并感染时，30%的时间可能表现为意识模糊。

2. 戒断反应（Withdrawal reaction） 酒精、镇静催眠药（尤其是苯二氮䓬类）、苯巴比妥类等。

3. 急性代谢障碍（Acute metabolic disorder） 电解质紊乱（低钠血症、低钾血症等）、酸中毒、碱中毒、肝衰竭、肾衰竭等。

4. 创伤（Trauma） 手术后、脑外伤、中暑、严重烧伤、疼痛、尿潴留、便秘等。

5. 中枢神经系统病理反应（CNS pathological response） 脑梗死、出血、癫痫、肿瘤、正压脑积水等。

6. 缺氧（Hypoxia） 心肺功能衰竭、心律失常、贫血、低血压、一氧化碳中毒、肺栓塞等。

7. 营养不良（Deficiencies） 维生素 B_1、维生素 B_{12}、维生素 PP 及其他维生素缺乏症等。

8. 内分泌疾病（Endocrinopathies） 高血糖或低血糖、甲状腺功能亢进或减退、肾上腺皮质功能亢进或减退、甲状旁腺功能亢进或减退等。

9. 急性血管病（Acute angiopathy） 血管炎、高血压脑病、休克、心肌梗死等。

10. 中毒或药物（Toxins or drugs） 药物、毒品、农药、挥发性溶剂等（表1-1）。在所有引起精神状态改变的原因中，药物使用和撤药是最常见的原因[16]。当去除药物因素后，大多数谵妄患者不经治疗便能够恢复正常，如果在1周内不能改善谵妄，应重新查找其他潜在病因和其他治疗方法[11]。

11. 重金属中毒（Heavy metal poisoning） 铅、锰、汞等中毒。

上述多种常见诱发因素可取其首字母，简称为I WATCH DEATH。

表1-1 临床中与谵妄相关的药物[11,16]

类别	药物
抗心律失常药	丙吡胺、利多卡因、美西律、普鲁卡因胺、普罗帕酮、奎尼丁、妥卡尼
抗生素	氨基糖苷类、头孢菌素类、万古霉素、甲硝唑、两性霉素、利福平、异烟肼、庆大霉素、氯霉素、四环素类、磺胺类、替卡西林、阿莫地喹
多巴胺激动剂（中枢）	金刚烷胺、溴隐亭、司来吉兰、左旋多巴
麻醉镇痛剂	哌替啶（去甲哌替啶）、曲马多、喷他佐辛、鬼臼树脂（局部用药）
非甾体抗炎药	布洛芬、吲哚美辛、萘普生、舒林酸
抗惊厥药	苯妥英钠

类别	药物
γ-氨基丁酸（GABA）受体激动剂	苯二氮䓬类药、唑吡坦、巴氯芬、扎来普隆
抗高血压药	卡托普利、甲基多巴、利血平、可乐定
免疫抑制剂	氨鲁米特、长春碱、长春新碱、甲氨蝶呤、六甲蜜胺、丙卡巴肼、他莫昔芬、他克莫司、门冬酰胺酶、阿糖胞苷（高剂量）、氮胞苷、异环磷酰胺、5-氟尿嘧啶、苯丁酸氮芥、达卡巴嗪、白细胞介素-2（高剂量）、丙卡巴肼
抗病毒药	阿昔洛韦、更昔洛韦、干扰素、奈韦拉平
拟交感神经药	氨茶碱、茶碱、可卡因、麻黄碱、苯肾上腺素、苯丙胺、苯丙醇胺
β受体阻滞剂	普萘洛尔、索他洛尔、噻吗洛尔
抗胆碱能药	苯海索、阿托品、苯扎托品、苯海拉明、东莨菪碱、硫利达嗪、多西拉敏
抗精神病药	氯丙嗪、氯氮平、碳酸锂、丙氯拉嗪
利尿剂	乙酰唑胺
抑制膀胱过度活动药	奥昔布宁、托特罗定
单胺氧化酶抑制剂	苯乙肼、反苯环丙胺
三环类抗抑郁药	阿米替林、去甲替林、普罗替林、氯米帕明、地昔帕明、曲米帕明、丙米嗪

类别	药物
其他药物	类固醇、促肾上腺皮质激素（ACTH）、西咪替丁、雷尼替丁、曲唑酮、洋地黄制剂、麦角胺、环苯扎林、甲氟喹、双硫仑、西地那非、氯胺酮、巴比妥类药

第四节　谵妄的临床表现与评估

一、谵妄的临床表现[1]

（一）注意力损害（标志性症状）：注意力不集中，难以顺畅地完成对话或遵从简单的指令，容易被无关刺激分神（注意的维持能力下降），难以切换话题[24]，可能还保持在先前问题的答案中，不能恰当地转移注意力[6]，晚间明显（但不限于晚间）。

（二）意识障碍：对环境的反应或活动减少、定向力减弱，意识的清晰度降低（意识水平下降），意识时而模糊，时而清楚，存在清醒的间隔期（有些患者没有间隔期，有可能被误诊为痴呆），有时在一天之中呈波动性，昼轻夜重（需要与路易体痴呆进行鉴别），但很少出现木僵或昏迷。意识内容杂乱无章，甚至出现妄想。嗜睡、觉醒减少或觉醒增加伴过度警觉[24]。

（三）认知障碍如下：

1. 记忆缺损（memory deficit） 即时回忆、近期记忆受损更为显著。

2.定向力损害（disorientation） 与人物定向力相比，时间、空间定向力下降更为突出。

3.语言障碍 言语含混（清晰度下降），语无伦次，言语表达的速度和节奏不顺畅（流利度异常），难以理解他人的言语，难以沟通和交流等。

4.视觉空间障碍 不能经视觉判断物体在空间的位置，难以分清不同物体在空间的位置关系，丧失对物体的立体感等。

5.感知障碍 出现错觉（illusions）、幻觉（常见幻视或幻触），内容多具有恐怖性。

6.思维障碍 思维奔逸、思维迟缓、思维中断、病理性赘述、妄想、强迫观念等。

（四）其他症状如下：

1.可伴有情感障碍 易激惹、焦虑、抑郁、恐惧、愤怒、欣快、沮丧、淡漠（apathy）、退缩等，可能有从一种情绪状态向另一种情绪状态的快速的、不可预测的转换。紊乱的情绪状态可能以呼喊、尖叫、诅咒、咕哝、呻吟或制造其他声音表现出来，夜间尤甚[6]。

2.睡眠－觉醒周期紊乱 失眠、多梦（令人痛苦的梦和噩梦为主），昼夜颠倒（reversal of sleep-wake cycle），白天过度嗜睡、困顿，夜晚激越、入睡困难、整夜清醒、症状恶化等。

（五）病程的波动性：通常急性起病，上述多种症状的严重性在 24 小时内呈明显的波动性变化，通常在傍晚和夜间加重。急性期会持续数小时到数天，症状常会快速进展，在有些情况下甚至会持续数周到数月之久[6]。

（六）英国国家卫生与临床优化研究所（NICE）指南详细阐述当患者出现以下行为改变时，<u>应立即进行谵妄评估</u>[25-26]：

1.认知功能改变　注意力下降、反应迟缓、精神错乱等。

2.知觉改变　幻觉、幻听等。

3.身体功能改变　行动能力下降、躁动不安、食欲改变、睡眠障碍等。

4.社会行为改变　无法配合、行为退缩、情绪态度的改变等。

（七）当医护人员、社工或家属观察到患者有上述的临床表现时，可以先使用 4A 测试（the 4A's Test，4AT）进行评估（该测试不需要特殊培训即可完成）。在重症监护或术后恢复室，则建议使用重症监护意识模糊评估法（CAM-ICU）或重症监护谵妄筛查表（ICDSC）代替4AT。如果上述评估结果提示谵妄，则应由经过培训且具有诊断能力的医疗专业人员（他们可能同时也是使用上述量表的评估者）做出最终诊断[9]。

二、谵妄的评估工具（表格详见附录的常用量表，也可以直接扫二维码，进入微信小程序软件直接进行评估）

在常规临床照护中，谵妄经常被遗漏，这与不良预后相关[27]，因此对谵妄的筛查最好尽早进行。研究者们已经开发了多种评估工具来帮助识别患者在不同情况下可能出现的谵妄，有助于更准确地诊断，并及时筛查导致谵妄的潜在原因[28]。

为了便于患者接受和实施测评，评估工具应该简短，不需要或仅需要很少的培训，并且适合临床应用。评估工具的灵敏度也很重要，因为避免遗漏谵妄是至关重要的。需要注意的是，即使在测试结果为阴性的情况下，谵妄仍可能发生，因为谵妄患者的病情会波动[28]。

（一）意识模糊评估法（Confusion Assessment Method，CAM）

1. 其又译为谵妄评定量表，CAM 是目前全球使用最广泛的谵妄筛查工具。

2. CAM 的诊断是基于谵妄的四个主要特征：

（1）急性发作与波动的过程。

（2）不能集中注意力。

（3）思维混乱。

（4）意识水平的改变。

在评估中，患者的特征（1）和特征（2）均为阳性，同时伴有特征（3）或特征（4），可考虑谵妄的诊断。

3. 该量表具有高敏感性（94%～100%）和特异性（90%～95%），也适用于非精神心理专业的医生和护士对谵妄进行筛查，但需要进行相应的培训[5]。

4. 该方法也被推荐用于早期、快速筛查术后谵妄[29-30]。

（二）4A 测试（the 4A's Test，4AT）

1. 4AT 在苏格兰的非 ICU 临床条件下开发、验证并广泛使用。该测试从觉醒、注意、简明心理测试 4、急性改变和 / 或波动性病程（**A**lertness，**A**ttention，The 4-item **A**bbreviated Mental Test，**A**cute change or fluctuating course）4 个部分进行评估[28]。

2. 该测试既可以被用于识别在急诊和医院紧急环境下可能出现的谵妄，也可以被用于识别在社区或其他环境中可能出现的谵妄[28]。

3. 评分 ≥ 4 分为可能谵妄合并 / 不合并认知损害，1 ～ 3 分为可能认知功能损害，0 分为无谵妄或无严重认知功能损害（确保第 4 项问题完成的前提下）。其敏感性为 90%，特异性为 84%。

4. 4AT 目前有 12 种语言版本（含简体中文版本），经多中心验证，简便易行，不需要特殊培训即可进行[5]。该测试在各种临床环境中具有广泛的适用性。与同一患者组中的其他类似工具相比，它在敏感性和患者完成率方面表现良好[31]。

5. 4AT 也适用于急诊科老年患者的评估[32]。与 CAM 和 4AT 相比，其他工具有明显的缺点，如评估时间较长，灵敏度和 / 或特异性较差，和 / 或在已发表的研究中相对缺乏验证[28]（表 1-2）。

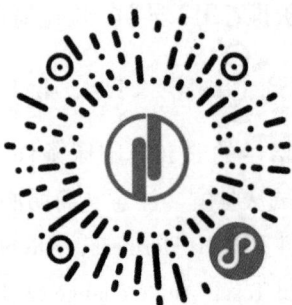

（三）基于 CAM 的谵妄严重程度评分系统（CAM-based scoring system for delirium severity，CAM-S）

1.在一项研究[33]中，Inouye 等研究者基于 CAM 开发出一种新的量表 CAM-S，可准确地评估谵妄的严重程度，该量表包括 4 条目及 10 条目两个版本。

2.CAM-S 简版　4 个条目。

（1）4 个条目分别描述 4 个核心症状：

1）急性发作或症状波动。

2）注意受损。

3）思维紊乱。

4）意识水平变化。

（2）除了"急性发作或症状波动"被评为缺如（0分）或存在（1分），其他 3 项核心症状的严重程度分别为缺如（0分）、轻度（1分）及显著（2分）。总分 0 分为正常，1 分为轻度谵妄，2 分为中度谵妄，3～7 分为重度谵妄。

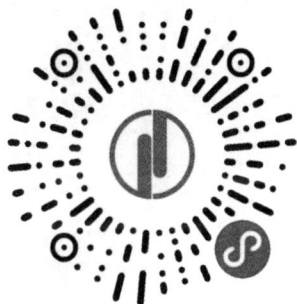

3. CAM-S 长版　10 个条目。

（1）10 个条目分别描述 10 个核心症状：

1）急性发作或症状波动。

2）注意受损。

3）思维紊乱。

4）意识水平变化。

5）定向力受损。

6）记忆损害。

7）感知觉紊乱。

8）精神运动性激越。

9）精神运动性迟滞。

10）睡眠 – 觉醒周期紊乱。

（2）除了"急性发作或症状波动"被评为缺如（0分）或存在（1分），其他 9 项核心症状严重程度分别为为缺如（0分）、轻度（1分）及显著（2分）。总分 0～1分为正常，2分为轻度谵妄，3～4分为中度谵妄，5～19分为重度谵妄。

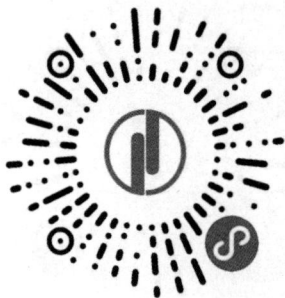

（四）重症监护意识模糊评估法（Confusion Assessment Method for the Intensive Care Unit，CAM-ICU）

1. CAM-ICU 为专门评估 ICU 患者，尤其是那些接受气管插管而不能说话的 ICU 患者是否存在谵妄而设计的工具，灵敏度为 80%，特异度为 95.9%[34]。

2. 与 CAM 类似，CAM-ICU 评估 ICU 患者的四个主要特征：精神状态的急剧变化/波动、注意力不集中（inattention）、思维紊乱（disorganized thinking）和意识水平改变[15]。

3. CAM-ICU 评估条目少，简便易行，具有快速、方便、准确等特点，在临床上应用广泛。

4. 当使用 CAM-ICU 评估 ICU 谵妄时，活动减退型谵妄的比例越高，其特异度越高。

5. 但其只能做出阳性和阴性的定性诊断，在使用前，医护人员也需要进行一定的培训。

6. 评估过程中建议首先采用 Richmond 躁动-镇静评

分（Richmond Agitation-Sedation Scale，RASS）对患者的躁动/镇静水平进行评估，如果 RASS ≥ -3（非深度镇静），则说明患者有条件接受 CAM-ICU 的评估，评价其是否存在谵妄。

7. 该方法也被推荐用于早期、快速筛查术后谵妄[29-30]。

（五）重症监护谵妄筛查表（Intensive Care Delirium Screening Checklist，ICDSC）

1. CAM-ICU 和 ICDSC 是目前应用最广泛的危重患者谵妄的检测工具，两种评估方法的制订开辟了 ICU 谵妄评估的新纪元[4]，两者在评估谵妄患者的效用上具有高度的一致性[35]，因此被推荐为 ICU 谵妄评估的常用工具。

2. ICDSC 包含了意识水平改变、注意力不集中、失定向（disorientation）、精神错乱（psychosis）、精神运动性活动的变化（altered psychomotor activity）、不适当的言语/情绪、睡眠障碍和症状波动（symptom fluctuation）8 个诊断特征的评估[36]，因此对谵妄筛查的阳性率更高[37]。

3. 每个诊断特征根据其存在与否记为 1 分或 0 分，然后计算总分。患者的 ICDSC 评分 ≥ 4，就被认为是谵妄，诊断谵妄的灵敏度为 99%，特异度为 64%[38]。

4. ICDSC 可以对谵妄的程度进行划分，区分谵妄和亚临床谵妄综合征，丰富了评估内容[4]。

5. 但由于其特异度相对较低，评估过程中主观性较强，其中有对患者言语能力的评估，故对气管插管或机械通气患者具有一定的局限性。而在接受机械通气和内科ICU 的患者中，CAM-ICU 在检测谵妄方面更具优势。

（六）谵妄分级量表（Delirium Rating Scale，DRS）

1. DRS 是目前国外应用较为广泛的临床评估谵妄的主要工具之一，它具有良好的特异性、敏感性及可靠性。尤其是 1998 年的修订版，即谵妄分级量表 -98 修订版（DRS-R-98）弥补了原有量表的部分不足，可以帮助临床区分认知功能缺损与运动亚型（如精神运动性激越或迟滞），更适用于临床。

2. 该量表共分为两部分：

（1）3 个诊断项目，包括症状发生时间、症状波动性和躯体病因，用于鉴别谵妄同其他精神障碍如痴呆、精神分裂症等。

（2）13 个严重程度项目，用于评估谵妄的严重程度，其中涵盖了言语、思维过程、运动表现及认知等内容。

3. 目前已证实 DRS-R-98 具有良好的效度和信度，其总分为 46 分，严重程度分最高为 39 分。

4. 临床上一般将 DRS-R-98 量表总分和严重程度分界值分别确定为 17.75 和 15.25，即总分 ≥ 18 或严重程度分 ≥ 15 即诊断为谵妄。

5. DRS-R-98 量表不仅对谵妄症状做了更精确的定义，而且从言语、思维过程、行为运动及认知等不同角度进行了评估，使得研究者能够更为详尽地描述谵妄症状的演变过程，以及药物治疗的反应，同时还能有效地与其他精神障碍，特别是痴呆等进行鉴别[39]。

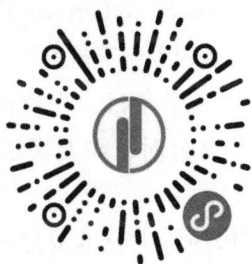

（七）护理谵妄筛查量表（Nursing Delirium Screening scale，Nu-DESC）[29]

1. 该方法被推荐用于早期、快速筛查术后谵妄。

2. Nu-DESC 不需要专业培训，并且比 CAM 或 CAM-ICU 诊断更加迅速，尤其适用于对苏醒期谵妄（emergence delirium，ED）的评估。

3. 与 CAM 及其他量表相比，Nu-DESC 是检测 ED 最敏感的测试[40]。

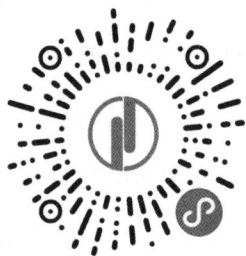

（八）儿童麻醉苏醒期谵妄评分（Paediatric Anesthesia Emergence Delirium，PAED）

1. PAED 最早由 Sikich 和 Lerman 于 2004 年提出[41]，用于评价儿童麻醉后是否发生苏醒期谵妄（ED）。

2.该量表共分为 5 个条目，每个条目分为 0～4 分 5 个级别。当总分≥8 分时，需要考虑出现儿童谵妄的可能。

3.该量表适用于 19 个月至 6 岁之间的术后苏醒期儿童[42]，已经进行了心理测量学评估，并得到了最广泛的使用[41]。

4.儿童苏醒期谵妄（paediatric emergence delirium，paedED）多见于学龄前儿童（5 岁以下），需与苏醒期躁动相鉴别：

（1）躁动是指过多的躯体动作，常与儿童不适、疼痛、焦虑密切相关，比儿童苏醒期谵妄更常见。

（2）儿童苏醒期谵妄亦可表现为无目的的激惹和踢腿。但值得注意的是，儿童与监护者或父母无眼神接触（表现为凝视或转移），不能被安抚以及对周围环境缺乏意识，才是儿童苏醒期谵妄具有的特点。

（九）康奈尔儿童谵妄评估量表（the Cornell Assessment of Pediatric Delirium scale，CAPD）

1. CAPD 是由 Sliver 等于 2012 年在 PAED 的基础上

进行一定程度的修改而制订的量表[43]，增加了对患儿活动度和反应性评估条目，可以对谵妄的不同亚型进行辨别（儿童谵妄具有3种临床亚型，即躁动型、安静型、混合型）[42]。

2. 每个条目仍为 0～4 分，5 个级别，当得分为 7～9分时就要注意潜在的谵妄并且进行复评。当得分 ≥ 10 分时，则可判定为发生谵妄。

3. 在 2016 年欧洲儿科和新生儿重症监护学会发布的共识指南中，推荐使用 CAPD 量表作为儿童谵妄的评估工具[44]，中文版 CAPD 量表具有较好的临床信效度，于2019 年授权发表[45]。

4. 其他类似的儿童谵妄评估量表还包括儿童 ICU谵妄诊断的意识状态评估法（the Pediatric-Confusion Assessment Method for the Intensive Care Unit，pCAM-ICU）、学龄前儿童 ICU 谵妄诊断的意识状态评估法（the PreSchool Confusion Assessment Method for the ICU，psCAM-ICU）、索菲亚儿童戒断 - 谵妄观察量表（the Sophia Observation withdrawal Symptoms-Paediatric Delirium，SOS-PD）等[42]。

（十）其他辅助评估量表

1. 简易精神状态检查表（Mini-Mental State Examination，MMSE）

（1）MMSE 是最常用的认知功能障碍的筛查量表之

一，该表简单易行，应用广泛。

（2）该量表包括以下 7 个方面：

1）时间定向力。

2）地点定向力。

3）即刻记忆。

4）注意力及计算力。

5）延迟记忆。

6）语言。

7）视空间。

（3）该量表共 30 项题目，每项回答正确得 1 分，回答错误或答"不知道"为 0 分，量表总分范围为 0 ~ 30 分。测验成绩与文化水平密切相关。

（4）与欧美国家不同，我国正常界值划分标准为：文盲＞ 17 分，小学文化程度＞ 20 分，初中及以上文化程度＞ 24 分。

2. 蒙特利尔认知评估量表（Montreal Cognitive Assessment，MoCA）

（1）该量表由加拿大 Nasreddine 等根据临床经验并参考 MMSE 的认知项目和评分而制订。

（2）MoCA 包括注意与集中、执行功能、记忆、语言、视结构技能、抽象思维、计算、定向力 8 个认知领域的 11 个检查项目。

（3）MoCA 对于轻度认知功能障碍（mild cognitive impairment，MCI）的筛查更具敏感性。

3. 格拉斯哥昏迷量表（Glasgow Coma Scale，GCS）

（1）GCS 是由格拉斯哥大学的两位神经外科教授 Graham Teasdale 与 Bryan J. Jennett 在 1974 年发表的，是临床上常用的，对于患者有没有昏迷以及昏迷程度是否严重的评判量表。

（2）从患者的睁眼反应（eye opening）、言语反应（verbal response）和非偏瘫侧肢体的运动反应（motor response）三个方面来进行评判，得分越高，患者的情况越好，预后越好。得分越低，患者的昏迷程度越重，预后越差。

（3）GCS 最高分为 15 分，表示意识清楚。13～14 分为轻度颅脑损伤。9～12 分为中度颅脑损伤。3～8 分视为昏迷状态，提示有重度的颅脑损伤，分数越低则意识障碍越重，方法简单可靠。评判时选择患者最好反应计入分数，注意运动评分左侧和右侧可能不同，用较高的分数进行评分，改良的 GCS 评分应记录最好反应 / 最差反应和左侧 / 右侧运动评分。

对于被诊断为谵妄的患者，监测其严重程度变化或对治疗的反应可能有助于对临床结局进行更充分的预测。虽然现有的研究证据不足以推荐用于特定监测目的、特定工具，但是考虑到测评工具应用的便利性和所需的时间，MMSE、DRS-R-98、ICDSC 和改良 RASS（Modified Richmond Agitation and Sedation Score，mRASS）等均可以作为监测谵妄严重程度的工具（表 1-2）。

表 1-2 常用谵妄评估工具的差异[28]

测评工具	测评时间(分钟)	是否需要培训	评估者的专业要求	适用环境	灵敏度(%)	特异度(%)	能否评估谵妄严重性	能否监测谵妄	能否筛查DSD[1]
4AT	<2	否	无	多种环境	86~100	65~82	否	否	是
CAM及其变体	3~10	是	无	多种环境	46~94	63~100	否[2]	否	是
CAM-ICU	5	是	无	ICU	28~100	53~99	否	是	否
DRS-R-98	20	是	精神病学	多种环境	57~93	82~98	是	否	是
ICDSC	7~10	最低限度	无	ICU	73~97	69~97	是	是	否
MMSE	5	最低限度	无	多种环境	76~91	51~84	是	否	否
Nu-DESC	<5	否	无	多种环境	32~96	69~92	否	否	否
mRASS	1	否	无	多种环境	65~75	82~90	是	是	是

注：1. DSD-谵妄叠加痴呆。
2. 不包括 CAM-S。

第五节　谵妄的诊断与鉴别诊断

一、谵妄的诊断标准[2,6]

（一）经过评估后，患者被认为可能存在谵妄，需要由经过适当培训的临床医生进行更为规范的评估和诊断[28]。

（二）2013 年美国精神病学会颁布的《精神疾病诊断与统计手册（第五版）》（DSM-5）对谵妄的诊断标准如下：

1.注意障碍（指向、聚焦、维持和转移注意的能力下降）和意识障碍（对环境的定向减弱）。急性意识改变和注意力受损是诊断谵妄的必要条件[4]。

2.注意障碍在较短的时间内发生（通常为数小时到数天），表现为与基线注意和意识相比的变化，以及在一天的病程中严重程度的波动。

3.额外的认知障碍（例如记忆力缺陷，定向障碍，语言、视觉空间能力或知觉障碍）。

4.上述注意、意识和额外的认知障碍不能用患者现有的神经认知障碍（例如痴呆）来更好地解释，也不是出现在昏迷等觉醒水平严重降低的状况下（例如昏迷）。

5.病史、体格检查与化验结果表明，谵妄的病因包括躯体性疾病、物质中毒或戒断（如滥用药物或毒品），或接触毒素，或其他多种病因。

（三）如果能明确谵妄的诊断，应将诊断结果告知患者及其家属或护理人员，并在相应的医疗文书中清楚地记录谵妄的诊断，以利于更好地护理交接（例如交班记录，转诊和出院小结）[28]。

二、谵妄的鉴别诊断[16]

（一）根据患者的临床症状表现，辅以相应量表的评估，结合诊断标准，确定谵妄的诊断。

（二）确定谵妄的诊断后，筛查病因（诱发因素）是非常必要的，对若干严重威胁生命的病因（"WHHHHIMPS"）必须进行及时有效的筛查，并即时干预，否则有可能导致难以逆转的永久性损伤。

（三）对可能诱发谵妄的常见病因进行系统回顾（"I WATCH DEATH"）。

（四）在筛查了上述可能导致神经系统功能障碍的重点病因和常见病因后，可以考虑进行最后的查缺补漏，即进行一个更为系统全面的鉴别诊断（表1-3）[16]。

表1-3 谵妄的鉴别诊断清单[16]

类别	疾病
血管性疾病	高血压脑病、脑动脉硬化、脑出血或脑梗死、心房颤动或卵圆孔未闭或心内膜炎引起的栓子脱落、循环衰竭（休克）、系统性红斑狼疮、结节性多动脉炎、血栓性血小板减少性紫癜、高黏滞综合征、结节病

类别	疾病
感染性疾病	脑炎、细菌性或病毒性脑膜炎、真菌性脑膜炎（隐球菌性、球孢子菌性、组织胞浆菌性）、脓毒血症、神经梅毒、脑脓肿、硬膜外或硬膜下脓肿、疟疾、艾滋病、莱姆病、伤寒、寄生虫病（弓形体病、旋毛虫病、囊虫病、包虫病）、流行性腮腺炎、白塞综合征、克雅氏病
肿瘤	占位性病变，如神经胶质瘤、脑膜瘤、副肿瘤综合征、癌性脑膜炎
变性病	老年性和早老性痴呆如阿尔茨海默病或皮克病、亨廷顿病、肝豆状核变性
中毒	慢性中毒或戒断反应如溴化物、阿片类物质、镇静剂、抗胆碱能药物、解离型麻醉剂、抗惊厥药、烧伤吸入一氧化碳
先天性疾病	癫痫、癫痫发作后状态、复杂性部分性癫痫持续状态、动脉瘤
损伤	硬膜外或硬膜下血肿、脑挫伤、脑撕裂伤、术后、中暑、脂肪栓塞综合征
维生素缺乏	维生素 B_1（Wernicke–Korsakoff 综合征）、烟酸（糙皮病）、维生素 B_{12}（恶性贫血、脊髓亚急性联合变性）
脑室疾病	正常压力脑积水
内分泌 – 代谢性疾病	糖尿病性昏迷和休克，尿毒症，黏液性水肿，甲状腺功能亢进，甲状旁腺功能障碍，低血糖昏迷，肝肾衰竭，卟啉病，严重的水、电解质、酸碱紊乱，副肿瘤综合征，库欣综合征，Addison 综合征，睡眠呼吸暂停综合征，类癌，惠普尔病（肠源性脂肪代谢障碍）

类别	疾病
金属	重金属（铅、锰、汞）、其他有毒性金属
缺氧	低氧血症和继发于心肺功能衰竭、麻醉和贫血的缺氧
抑郁症	抑郁性假性痴呆、癔症、木僵

（五）如果难以区分谵妄、痴呆或谵妄叠加痴呆的诊断，应首先处理谵妄，同时确保将谵妄的诊断记录在患者的医疗卫生手册中[9]。

第六节　谵妄的治疗原则与预防管理策略

一、谵妄的治疗原则[2]

（一）预防谵妄是减少发生率及并发症的最有效的策略[46]。

（二）保证非药物预防、治疗和环境支持，包括外部环境、护理、预防患者可能发生的感觉剥夺或定向困难（可由家人、朋友和照护者帮忙），并维持患者的基本功能[47]，包括（但不限于）[28]：

1. （帮助患者）定向并确保患者佩戴眼镜和助听器。

2. 注意睡眠卫生。

3. 早期活动。

4. 控制疼痛。

5. 术后并发症的预防、早期识别和治疗。

6. 维持最佳的水合作用和营养。

7. 调节膀胱和肠道功能。

8. 必要时给予氧气供应。

9. 对于有谵妄风险的患者，由经验丰富的医护人员对其所用药物进行检查和评估。

（三）谵妄是医学急症，鉴别及治疗其潜在病因是疾病管理的第一目标[48]。

（四）药物治疗应遵循首先针对病因治疗，然后才是缓解谵妄的特定症状的原则。

（五）对于治疗后谵妄控制不佳的患者需要重新评估其他潜在的病因、随访和评估痴呆的可能性[9]。

二、谵妄的预防管理策略[49-50]

（一）非药物治疗可降低谵妄风险[51]，因此推荐非药物预防策略[5]。

（二）不推荐预防性使用抗精神病药物及胆碱酯酶抑制剂[5]。

1. 多数研究将低剂量氟哌啶醇用于谵妄风险较高的患者（如高龄、术后或 ICU 患者）。

2. 有研究提示预防性使用低剂量氟哌啶醇（3mg/d）可减少谵妄发作的严重程度和持续时间，但更多研究显示预防性使用氟哌啶醇对谵妄的发生率没有影响[11]。

3. 预防性使用抗精神病药物既不能缩短谵妄的病程、严重程度、住院时间及 ICU 住院时间，也不能降低谵妄的发生率。

4. 药物预防谵妄的证据很少，然而即使低剂量的抗精神病药，对老年患者亦可构成风险。

（三）谵妄的非药物管理[52]：尽管证据有限，多元（multicomponent）非药物干预策略或措施还是被认为可以有效预防患者的谵妄，因此在考虑药物干预之前，应先尝试非药物措施。

1. 谵妄患者家属、照护者须知 鼓励家属和照护者共同参与谵妄的非药物管理。

（1）改善环境

1）鼓励家人在场，鼓励朋友和家属定期探访，提供支持和再定向。

2）将转换最小化（陪护人员、卧室等相对固定）。

3）将不必要的家具移走，保证一个无危险的环境。

4）减少过分的环境刺激（如减少噪声，避免在睡眠时间进行医疗或护理操作），尽可能避免打断睡眠。

（2）维持功能、辅助定向

1）提供活动的机会，维持功能状态（如读书、看报、听收音机等）。

2）鼓励所有患者（包括无法行走的人）进行积极的全范围关节运动（range-of-motion，ROM）的练习[9]。

3）引入认知刺激活动（例如陪伴患者追忆往事）[9]。

4）除非紧急危险情况，避免对患者进行躯体约束。

5）提供有效的感官辅助措施（如助听器、眼镜等）。

6）如果患者有假牙，确保它们合适[9]。

7）鼓励应用个人物品（照片等）。

8）提供熟悉的线索（如钟表、日历、时间标识等）。

9）提供足够的日间和夜间照明（如应用夜灯），也要注意区分白天和晚上。

（3）重视和强化与患者沟通与交流

1）建议频繁的目光交流和肢体接触。

2）清晰而准确地交流，反复帮助患者对现实、人员、环境和处境进行定向。

3）从正面接近患者，避免从侧面接近患者（可能被认为是敌对）[11]。

4）接近患者时保持一定的安全距离，并清楚说出自己的身份和目的[11]。

2. 谵妄护理人员（医院）须知

（1）向有谵妄风险或患有谵妄的患者及其家属和／或照护者提供以下信息[9]：

1）告知他们谵妄是常见的，通常是暂时的。

2）描述人们关于谵妄的经历。

3）鼓励有谵妄风险的患者及其家属和／或照护者当他们发现患者的行为有突然变化或波动时，及时报告给他们的医疗团队。

4）鼓励谵妄患者在康复期间与医护人员分享他们的谵妄经历。

5）确保所提供的信息满足个人在文化、认知和语言等方面的需求。

（2）将患者安置在离护士站尽可能近的病房。

（3）避免同一病房安置另外一名谵妄患者。

（4）如果患者对自己或他人有高度伤害风险，考虑使用专职护理人员进行床旁看护。

（5）将转换最小化（医护人员、病房等相对固定，治疗、操作也尽量在同一房间内进行）。

（6）将不必要的仪器设备移走，保证一个无危险的环境。

（7）将床维持在较低位置，锁住制动器，除了出口底部栏杆，将床档或护栏抬起。

（8）清晰而准确地交流，反复帮助患者对人员、环境和处境进行定向（尤其是在治疗或操作前）。

（9）给予充分的水和营养，避免脱水或便秘[9]。

（10）评估疼痛，并充分地缓解疼痛。

（11）排查和治疗感染，避免不必要的导尿[9]。

（12）除非紧急危险情况，避免使用躯体约束或化学药品进行约束。

（13）排查和解决影响感官的潜在问题（例如耳垢对听力的影响）[9]。

（14）对服用多种药物的患者进行药物审查，在药物的种类和剂量上进行优化（减少不必要的药物）。

（15）评估缺氧情况，如有必要，根据临床需要优化血氧饱和度。注意一些脉搏血氧仪可能低估或高估血氧饱和度水平，尤其是患者的血氧饱和度在临界水平时。有研究指出深色皮肤患者的血氧饱和度容易被高估[9]。

（16）至少每天观察所有住院或长期护理的患者最近（数小时或数天内）是否有提示谵妄的病情变化或波动[9]。

第七节　谵妄的病因识别与对因治疗

一、谵妄的病因识别

（一）常常多种病因并存，诱发谵妄（对于重症或老年患者尤为如此）。

1. 56% 的谵妄患者有至少 1 种（可能的）病因。

2. 44% 的谵妄患者平均有 2.8 个病因。

3. 69% 的癌症患者可能有多个致病因素（平均有 3 个致病因素）[53]。

（二）在可能的情况下，应采取结构化的方法来确定导致谵妄的潜在病因。

1. 详细的病史回顾，包括疾病史、家族史（抑郁、焦虑、癫痫、精神分裂、酒精依赖等）、精神心理科就诊记录、类似症状记录等。

2. 内科治疗记录回顾，包括当前和既往准确的用药史、每种药物的治疗剂量、是否超量、近期有无撤药等。

3. 外科术后患者进行生命体征和麻醉记录的回顾。

4. 医疗干预（用药或手术）和患者行为改变之间的关联性回顾。

5.临床检查/检验，包括神经系统检查、精神心理检查等。

（1）常规检验/检查

1）快速血糖，血常规（红细胞比积、白细胞计数与分类、血红蛋白、血小板计数、平均红细胞体积等），C反应蛋白，血生化（肌酐、尿素氮、谷丙转氨酶、谷草转氨酶、胆红素、碱性磷酸酯酶和磷酸盐水平等），离子（钾、钠、钙、镁、铝、氯等），心肌酶谱，凝血功能，甲状腺功能，自身免疫抗体等。

2）感染筛查：血源性感染（血培养），肺部感染（痰培养），肠道感染（便常规），泌尿系统感染（尿常规），胆道感染，皮肤感染，其他感染，传染病5项（梅毒、人类免疫缺陷病毒、乙型肝炎病毒等），降钙素原，痰集菌，结核菌素试验，红细胞沉降率等。

3）心电图（心律失常、心肌缺血）。

4）胸部X线或CT（肺部感染）。

5）颅脑CT或MRI（头颅MRI排查卒中、占位等），尤其是谵妄患者出现下列情况时[28]：

①新的局灶性神经症状。

②意识水平下降（不能由其他原因充分解释）。

③最近跌倒史。

④头部损伤（任何年龄的患者）。

⑤抗凝治疗。

⑥对于没有明确病因或提示有原发性中枢神经系统异

常的尚未痊愈的谵妄患者，应考虑影像学检查。

（2）其他检验/检查（必要时）

1）血气分析（血氧饱和度、酸碱平衡、电解质等）。

2）醛固酮系统水平、维生素水平（维生素 B_{12}、叶酸等）。

3）血药浓度或毒物（如地高辛、茶碱、碳酸锂、苯巴比妥、环孢霉素 A 等）。

4）腰椎穿刺及脑脊液检验（常规、生化、肿瘤细胞学、副肿瘤、自身免疫相关等），但不作为谵妄患者的常规检查[28]：

①大多数发热和谵妄患者的病因不是中枢神经系统感染。

②侵入性的检查可能会给那些意识模糊和躁动的患者带来更多痛苦。

③注意不良事件的风险，如感染、脊髓血肿、脑脊液漏或低颅压头痛等。

5）监测生命体征（血压、指端血氧饱和度、心律、心率等）。

6）监测液体出入量和氧供。

7）监测中心静脉压、颅内压。

8）脑电图（electroencephalography，EEG）：当怀疑癫痫或非惊厥性癫痫持续状态（non-convulsive status epilepticus，NCSE）是患者谵妄的原因时，应考虑脑电图检查。不同病因（如毒性代谢、感染性、术后）导致的谵妄具有相同的 EEG 特征，但尚需更广泛的研究：

①谵妄期间的 EEG 显示背景活动的弥漫性减慢（θ～δ慢波）和频谱变异性增加，这种改变在不同的条件下一致性很高，这种慢波可随着治疗后病情的好转而出现相应的改善[54]。

②常伴有周期性放电，如三相波（triphasic waves）和多态性δ活动（polymorphic delta activity）[55]。肝性脑病经典的 EEG 可表现为三相波[56]。

③在一些谵妄的患者中，脑电图可能显示出癫痫发作和周期性癫痫样放电[55]。

④NCSE 是癫痫持续状态的一种表现形式，临床上发作时很难发现，但 EEG 可见癫痫发作的证据。许多 NCSE 患者伴有谵妄，在高危患者的鉴别诊断中应予以考虑[55]。

⑤震颤谵妄时可表现为慢波叠加在低电压快波上。

⑥镇静催眠药物中毒表现为快β波（＞12Hz）。

⑦目前正在探索各种方法，以便用客观工具进行更敏感的谵妄监测。一种很有前景的方法是用一定数量的电极进行 EEG 记录并对 EEG 进行自动处理[57]。

9）PET-CT：肿瘤筛查。

二、对因治疗（针对谵妄的病因）

（一）筛查和发现潜在病因后，及时纠正病因，是处理谵妄的核心和关键。

1. 首先考虑急性、危及生命的谵妄原因，包括低氧、低血压、低血糖、药物中毒或戒断[28]。

2. 系统地识别和治疗潜在的诱因（药物、急性疾病等），而且多种诱因并存是很常见的[28]。

（1）纠正缺氧，补充血容量，纠正电解质紊乱、酸碱失衡、维生素缺乏等。

（2）积极寻找感染源，并早期干预。

（3）定期评估疼痛，有效控制疼痛。

（4）药物使用不当，会诱发谵妄。

1）在评估加用一种新药的风险和益处时，应考虑谵妄风险。

2）开始服用新药物、改变药物剂量或突然停药都可能导致谵妄[28]。

3）关注患者药物使用中的任何变化，包括非处方药和中草药[28]。

4）减少不必要的药物或医疗操作等。

（二）积极对因治疗，结合集束化非药物综合管理（尤其对于重症患者，详见 ICU 谵妄的处理）是处理谵妄的基础和前提，可以有效减轻谵妄症状，改善预后。

1. 改善生理功能，加强对环境（减少噪声）、药物、并发症（concurrent conditions）、正常睡眠的管理，以促进脑功能的恢复。

2. 注意筛查和评估患者躁动、痛苦的原因，尽可能用非药物手段进行治疗。

3. 将谵妄的诊断告知患者和照护者，鼓励照护者参与，并提供持续的参与和支持。

4.预防谵妄的并发症，如行动不便、跌倒、压疮、脱水、营养不良等。

5.监测恢复情况，如果恢复不佳，考虑转诊并随访[28]。

第八节　对症治疗

一、对症治疗（针对谵妄的症状）原则[2]

仅当谵妄患者处于严重激越状态，感到痛苦或对自身或他人安全有威胁时，且医生采取了非药物干预措施、纠正诱因均无效后，才考虑使用药物来治疗。

（一）尽可能少用镇静药和抗精神病药。

（二）一次仅用一种药物。

（三）根据患者的年龄、体重和激越程度个体化选择用药剂量。

（四）逐步加量到产生疗效。

（五）规律地小剂量给药，而非大剂量少次给药。

（六）至少每24小时重新评估一次患者的精神和意识状态。

（七）最初24小时后，若需要经常进行"必要时给药"，则增加药物剂量。

（八）维持有效剂量，在症状缓解7～10天后停药。

（九）确保患者的"谵妄"诊断在其住院病历或保健

病历中均有记录。

（十）对活动过度型或混合型患者进行干预，对活动减退型患者多进行监护、筛查病因、对因治疗和观察处理。

（十一）除了酒精戒断或癫痫导致的谵妄，其他情况尽量避免使用苯二氮䓬类药物。

（十二）药物治疗常见问题[58]如下：

1. 过量使用抗精神病药。

2. 过晚给药。

3. 过度使用苯二氮䓬类药物。

二、对症治疗常用药物

（一）典型抗精神病药物[16]

1. 氟哌啶醇　为控制活动过度型谵妄的一线药物。如果谵妄患者感到痛苦或被认为对自己或他人构成风险，并且言语和非言语降级技术（de-escalation techniques）无效或不适用，可考虑给予短期氟哌啶醇（通常为1周或更短）。从临床最低适当剂量开始，并根据症状谨慎滴定[9]。

（1）与苯二氮䓬类药物相比，氟哌啶醇对有心肺功能损害的谵妄患者的血压、肺动脉压、心率、呼吸的影响更小。

1）可口服、肌内注射、静脉注射。

2）口服时，起始0.5～1mg，2次/日，必要时每4

小时增加一次，4～6小时达峰。

3）口服给药效能是肌内注射或静脉注射的一半，尽可能避免静脉用药，但在 ICU 常常在心电监护下静脉用药。

4）严重激越时首选肌内注射或静脉注射，注射剂每次 2～5mg，随后按需逐渐加量，可按每小时注射 1 次的频率继续治疗，病情允许时尽快转为口服用药。

5）注射给药时，轻度激越老年患者考虑以 0.5～1mg 或 2mg 起始，中度激越患者可考虑 5mg 起始，重度激越患者可考虑 10mg 起始。

（2）可能出现进行性 QT 间期延长，可能发生尖端扭转型室性心动过速（TDP），尤其注意下列情况时应慎用或禁用：电解质紊乱（如低钾、低镁血症）、肝功能不全、基线有 QT 间期延长（＞440ms）、心脏疾病（如二尖瓣脱垂或心室扩张）等。

（3）氟哌啶醇治疗谵妄时，常联合劳拉西泮，氟哌啶醇的剂量常 2 倍于劳拉西泮[59]。联用可减少两药剂量[60]，比单独使用氟哌啶醇具有更强的镇静作用，有利于控制躁动[61]，并降低发生锥体外系不良反应（extrapyramidal side effects，EPSEs）的风险[16]。

（4）可能升高痴呆患者的卒中风险，避免用于路易体痴呆和帕金森病患者。

（5）治疗目标：使患者完全平静下来，不推荐部分控制激越（延长病程、增加后续药量等）。

（6）注意氟哌啶醇可使患者出现静坐不能（坐立不

安，下肢多于上肢），增加剂量往往无法改善症状。

2.其他的典型抗精神病药物包括氯丙嗪、奋乃静、硫利达嗪、氟哌噻吨（黛力新的成分之一）等，目前已很少使用。

（二）非典型抗精神病药物[2]

1.喹硫平　12.5～50mg，睡前1次。通常12.5～25mg起始，高龄患者甚至可以考虑6.25mg起始。根据患者对药物的反应，以6.25mg或12.5mg为单位，缓慢增加剂量，逐渐滴定，寻找最小有效剂量，并维持治疗。

（1）由于喹硫平具有镇静作用，通常建议开始时晚间睡前口服1次。当每日剂量增加至150mg以上时，建议分2次服药，但夜间服药剂量应占更大的比重（例如喹硫平每日服用剂量逐渐增至150mg时，可考虑白天服用25～50mg，夜间睡前服用100～125mg）。

（2）若患者白天症状明显，可在治疗开始时考虑12.5～50mg，2次/日。每12小时增量，可至200～300mg/d，但仍建议夜间服药剂量应占更大的比重。

（3）潜在不足包括常见镇静及体位性低血压，升高痴呆患者的卒中风险。

2.奥氮平　虽然有指南将奥氮平从使用建议中删除[9]，但临床中仍有应用的价值。口服2.5～5mg，睡前1次。通常2.5～5mg起始，高龄患者甚至可以考虑1.25mg起始。根据患者对药物的反应，以1.25mg或

2.5mg 为单位，逐渐增加剂量，缓慢滴定，寻找最小有效剂量，并维持治疗。

（1）由于奥氮平具有镇静作用，通常建议开始时晚间睡前口服 1 次。当剂量增加至 12.5 ~ 15mg 以上时，建议分 2 次服药，但建议夜间服药剂量应占更大的比重（例如奥氮平每日服用剂量逐渐增至 12.5mg 时，可考虑白天服用 2.5 ~ 5mg，夜间睡前服用 7.5 ~ 10mg）。

（2）奥氮平最高日剂量通常不超过 20mg。高龄患者一般不超过 10mg。

（3）潜在不足包括锥体外系反应（较氟哌啶醇低）；常见镇静、体重增加；增加痴呆患者的卒中风险，在高龄患者（> 75 岁）效率低一些。

3. 利培酮 0.5mg 起始，口服，1 次 / 日或 2 次 / 日。必要时可每 4 小时以 0.5mg 为单位逐渐追加剂量，最多 4 ~ 6mg/d。

（1）通常在 1 周左右的时间内逐渐将剂量加大到每日 2 ~ 4mg，第 2 周内可逐渐加量到每日 4 ~ 6mg。此后，可维持此剂量不变，或根据个人情况进一步调整。

（2）一般情况下，最适剂量为每日 2 ~ 6mg，日剂量超过 6mg 时不良反应明显增加。

（3）潜在不足包括失眠、焦虑、头痛、头晕、口干、体重增加；日剂量 6mg 以上时，发生锥体外系反应的风险明显增加；升高痴呆患者的卒中风险，在高龄患者（> 70 岁）疗效差一些。

4. 阿立哌唑（证据很少） 口服 5～15mg/d，最高 30mg/d。

潜在不足包括静坐不能或睡眠节律紊乱；升高痴呆患者的卒中风险。

5. 氨磺必利（证据很少） 口服 50～300mg，1 次 / 日。最多 800mg/d。剂量超过 300mg 时，需分次给药。

潜在不足包括可能导致 QT 间期延长；升高痴呆患者的卒中风险；经肾脏排泄，高龄患者需监测肾功能。

6. 齐拉西酮（证据很少） 每 2 小时肌内注射 10mg，一般最多 40mg/d。

潜在不足包括 QT 间期延长，升高痴呆患者的卒中风险。

（三）右美托咪定[62-63]

1. 右美托咪定是一种相对高选择性的 α_2 肾上腺素能受体激动剂，通过作用于蓝斑核 α_2 受体及激动内源性促睡眠通路而产生镇静催眠作用，使患者维持非快动眼Ⅲ期自然睡眠状态。这种镇静催眠状态的特点是患者可以被刺激或语言唤醒，并且在镇静催眠过程中不会产生呼吸抑制。

2. 右美托咪定还有抗焦虑、降低应激反应、稳定血流动力学、镇痛、抑制唾液腺分泌、抗寒战和利尿等作用，可用于全身麻醉、区域阻滞、术后辅助镇痛、重症机械通气患者、特殊人群或手术中的应用[63]。

3. 右美托咪定可经静脉泵注、肌内注射、鼻腔点滴、颊黏膜或口服给药。静脉输注合适的负荷剂量，右美托咪定的起效时间为 10 ~ 15 分钟。如果没有给予负荷剂量，其起效时间和达峰时间均会延长。

4. 右美托咪定已在围手术期和危重监护环境中被用于治疗谵妄。一般用法：15 分钟静脉泵注 0.5 ~ 1μg/kg 后，持续静脉输注 0.2 ~ 0.7μg/（kg·h），直至症状得到控制。

5. 尽管有一些研究认为右美托咪定可显著降低患者术后谵妄或 ICU 谵妄的发生率，但右美托咪定是否能降低危重患者和围手术期患者谵妄的发生率仍存在争议，因此右美托咪定尚不能被推荐用于预防谵妄[28]。

6. 使用右美托咪定还应注意：

（1）过快给予右美托咪定静脉负荷剂量可引起血压及心率波动，易发生心动过缓、血压下降等，故在给予负荷剂量时一定要注意输注速度，必要时可适当延长输注时间，并加强对循环系统的监测，维持血流动力学平稳，并注意保持上呼吸道通畅。

（2）由于右美托咪定的清除率随着肝脏损伤严重程度上升而下降，故对于肝功能损伤患者应考虑酌情减量，而肾功能障碍患者一般无需调整剂量。

（3）由于其缺乏遗忘效应，可能增加镇静期间痛苦的回忆[16]。

（四）曲唑酮

曲唑酮是一种三唑吡啶类衍生物，属于 5- 羟色胺

（5-HT2）受体拮抗剂，常被用于治疗抑郁、焦虑、失眠（原发性和继发性）[59]。此外，曲唑酮还被用于治疗谵妄、老年精神病患者的躁动和攻击行为，改善梦魇障碍及性功能障碍等[64]。

1. 在日本，曲唑酮被用于治疗谵妄[65]。

（1）日本一项对 2011—2012 年精神科转诊的谵妄住院患者（n=194）的回顾性分析发现：曲唑酮的使用频率最高（51.5%），其次是喹硫平（29.4%）[66]。

（2）用曲唑酮作为一线药物治疗谵妄患者和用喹硫平治疗的患者改善所需的时间没有显著差异，曲唑酮可以作为治疗谵妄的一线药物[62,66]。

（3）治疗谵妄的常规治疗剂量为 25～150mg[64]。

2. 曲唑酮还被用来治疗老年精神病患者的躁动和攻击行为。

（1）在一项 RCT 研究中，曲唑酮（平均剂量 218mg/d）治疗老年精神病患者躁动的疗效与氟哌啶醇（1～5mg/d）相当[67]。

（2）治疗躁动和攻击行为的剂量范围是 150～300mg[64]。

3. 曲唑酮因镇静作用强而用于治疗失眠，因其没有成瘾性，所以是苯二氮䓬类药物的安全替代品[68]。

（1）曲唑酮可缩短睡眠潜伏期和延长睡眠总时长，有效地减少夜间觉醒次数，缩短非快眼动相 1 期（N1 期）睡眠时长，促进并增加慢波睡眠。

（2）因为其半衰期较短（5～9小时），曲唑酮可以诱导并维持睡眠，且不会造成白天的困倦或耐受性，还可以提高患者主观的睡眠质量，且曲唑酮对失眠患者的耐受性良好[69]。

（3）常25～50mg起始，晚睡前顿服，1周内滴定至50～100mg（老年患者使用低剂量）。因耐受性的产生，通常会增加至50～100mg/d[68]，个别情况下也可增加至150mg。

（4）曲唑酮也可用于治疗苯二氮䓬类药物依赖和戒断引起的失眠、器质性神经系统疾病伴发的失眠（如阿尔茨海默病合并的失眠、阻塞性睡眠呼吸暂停综合征合并的失眠等）、抑郁焦虑伴发的失眠、抗抑郁药物引起的失眠等[64]。

4. 曲唑酮对梦魇障碍，尤其是对创伤后应激障碍（posttraumatic stress disorder，PTSD）引起的梦魇障碍有较为肯定的疗效[70]。还有研究显示曲唑酮对晚期肿瘤引起的梦魇也有治疗效果[71]，治疗梦魇的剂量范围是50～200mg/d[64]。

（1）单用曲唑酮治疗抑郁时，起始日剂量是50mg，到第7天日剂量增加至150mg，此后，每周增加日剂量50～75mg，当剂量达到150～300mg/d时，剂量调整放缓，每2～4周增加50～100mg，最高剂量一般不超过400mg/d，一般分2～3次服用，大部分剂量可以在睡前服用以减轻日间嗜睡[64,68]。

（2）潜在的不良反应包括口干、体位性低血压，老年人应用有跌倒和心律失常的风险，偶见窦性心动过缓。肝功能损害患者慎用曲唑酮[59]。

5.肝功能严重受损、严重心脏疾病或心律失常者禁用，意识障碍者禁用[64]，心肌梗死恢复期也不建议使用。

（五）苯二氮䓬类药物[2]

此类药物用于酒精或镇静催眠药戒断状态、帕金森病和恶性综合征，其他情况避免使用。

1.劳拉西泮 口服或肌内注射，根据需要每2～4小时0.25～1mg，静脉注射用于紧急情况（详见附录部分的镇静催眠药物）。

潜在不足：与抗精神病药相比，易引起呼吸抑制、过度镇静及反常兴奋，与谵妄的延长和恶化有关。

2.地西泮 口服起始剂量5～10mg，老年人起始剂量2mg。

潜在不足：半衰期长，与谵妄的延长和恶化有关。

3.奥沙西泮[68] 口服剂量7.5～15mg，3次/日。

潜在不足：没有肌内注射剂型，吸收慢，起效慢。

（六）其他药物

1.丙戊酸钠[2] 可用于抗精神病药和/或苯二氮䓬类药物无效病例，口服或肌内注射或静脉注射250mg，2次/

日，逐渐加量至血药浓度 50 ～ 100mg/L。

潜在不足：禁用于活动性肝病。

2. 加巴喷丁[68]　可用于术后谵妄，还可降低围手术期疼痛，减少对镇痛药的需要。

3. 纳洛酮　吗啡受体拮抗剂，口服无效，注射给药起效快，主要用于阿片类药物过量中毒。

（1）还用于吗啡类复合麻醉药术后，解除呼吸抑制及催醒。

（2）可用于酒精戒断或抗胆碱能药物所致的谵妄的辅助治疗。

（3）起始为 0.8mg，静脉注射，1 次 / 日。一般用量在 1.2 ～ 4mg/d。

4. 抗抑郁 / 焦虑药物　主要用于控制谵妄患者出现的焦虑、抑郁症状（详见附录部分的抗抑郁 / 焦虑药物）。

5. 镇静催眠药　主要用于控制谵妄患者出现的失眠症状（详见附录部分的镇静催眠药物）。

警告[16]：老年痴呆伴发行为障碍的患者服用抗精神病药物时有增加死亡和脑血管事件的风险。

三、特殊谵妄的治疗[16]

1. 人类免疫缺陷病毒（HIV）感染的重症患者

（1）吗茚酮：5 ～ 25mg 间隔服用，严重者可给予25mg/h，直至激越完全控制。

（2）利培酮：0.5 ～ 1mg 起始，逐渐滴定至有效剂量。

（3）氯丙嗪：10mg起始（如需非口服途径），而不推荐氟哌啶醇（容易诱发患者的锥体外系反应和恶性综合征）。

2. 帕金森病患者

（1）喹硫平：不良反应较氯氮平低，与多巴胺受体亲和力低，不易加重帕金森病的症状。

（2）苯二氮䓬类药物：劳拉西泮、地西泮等。

（3）氯氮平：6.25～12.5mg起始，但有抗胆碱能作用，需注意粒细胞减少的潜在风险，需定期复查。

（4）匹莫范色林（pimavanserin）：有Meta分析表明，作为一种5-HT2A选择性反向激动剂，因其高选择性而较目前其他抗精神病药的副作用更少，更适用于帕金森病患者伴有幻觉和妄想等精神症状的治疗[72]，引起的运动障碍的可能性比喹硫平和氯氮平更低。

3. 震颤谵妄（酒精戒断）

（1）苯二氮䓬类（地西泮、劳拉西泮、氯氮䓬等）静脉滴注。

（2）有报道苯二氮䓬类效果不佳者，必要时可考虑乙醇滴注（5%乙醇混合5%葡萄糖注射液，滴速1mL/min），但临床中极少应用。

（3）对于酒精戒断引起的谵妄，当谵妄的病因尚不明确时，可以考虑维生素B_1的补充治疗[11]。

第九节 谵妄的随访与未来的研究方向

一、谵妄的随访[28]

（一）在 ICU 中发生谵妄的患者在出院后应注意随访包括认知障碍在内的心理后遗症[28]。

1.大多数研究发现，谵妄是未来认知能力下降的一个危险因素[73-74]。

2.在 3 个月和 12 个月的随访中，谵妄持续时间越长的患者，其整体认知能力可能越差[73]。

3.发生谵妄的老年患者可能有尚未确诊的潜在痴呆或轻度认知障碍[75]，或在谵妄的影响下认知障碍进一步恶化而显现，因此需要考虑对其进行适当的认知和功能的评估，并注意评估的时机，尤其对于持续性谵妄的患者。

（二）一项对非比较前瞻性研究的系统回顾（其中大多数研究入选患者的平均年龄＞80 岁）指出：患者在经历谵妄后可能会罹患抑郁症[76]。

1.谵妄患者抑郁的患病率几乎是无谵妄患者的 3 倍[76]。

2.在重症监护病房的患者中，精神健康状况不佳和功能残障很常见[77]。

3.在严重疾病的打击下，患者容易出现抑郁，其发病率是创伤后应激障碍（PTSD）的 5 倍，且多由于躯体残障问题所诱发[77]。

4.研究结果提示，针对出院的重症监护的患者，解决其躯体问题可能比解决其认知问题更重要[77]。

5. 也有研究提示未发现谵妄、创伤后应激障碍、焦虑或抑郁之间的显著联系[78]，但可能与研究入选的患者更为年轻有关[28]。

二、谵妄未来的研究领域和方向[28]

虽然已有针对不同谵妄的指南或共识，但还有许多关键问题悬而未决，有待于未来进一步研究和确认。

（一）如何在初级保健机构、社区和长期护理机构中对谵妄患者进行筛查和管理。

（二）验证用于监测谵妄患者的常规工具，明确使用这些工具的频率及其对结果和成本效益的影响。

（三）在谵妄的成人中进行脑电图的实用性和诊断阳性率（diagnostic yield）的研究。

（四）麻醉深度监测对减少痴呆患者术后谵妄和急诊手术或创伤骨科手术患者术后谵妄疗效的随机对照试验。

（五）综合医院中治疗谵妄患者的多元干预（multi-component interventions）试验。

（六）开展可提供实施证据的、能详细说明 ICU 的集束化非药物干预措施的大型多中心试验。

（七）开展关于抗精神病药物降低 ICU 或非 ICU 患者谵妄风险的有效性和安全性的随机对照试验。

（八）在非 ICU 环境中氟哌啶醇降低谵妄严重程度和持续时间的有效性和安全性的随机对照试验。

（九）关于抗精神病药物、苯二氮䓬类药物或右美托咪定降低 ICU 患者谵妄严重程度和持续时间的有效性和安全性的随机对照试验。

（十）研究随访机构和社区精神卫生支持对降低谵妄患者第一年死亡率的影响。

病例讨论

患者男性，86 岁，主因"幻视、睡眠障碍半个月"入院。

现病史：患者于入院前半个月看电视时发现眼前一片红色，数分钟后好转，入院前 4 天于晚间出现幻视，多次看到地上出现蚂蚁群，可拼成不同图形，有时出现在电线及墙面上。其间睡眠差，常整夜不睡，白天偶可短暂入睡，夜间常胡言乱语，第二天不能回忆；有时不认识家人，病前 3 周因与其同住的家属出差去外地，患者自觉饮食不佳，情绪低落；偶有头晕，无头痛、视物成双及视物旋转，无恶心呕吐、饮水呛咳及吞咽困难，无肢体麻木力弱。

既往史：高血压病史 10 年，血压最高 180/100mmHg，目前口服苯磺酸氨氯地平片控制，血压控制良好。高脂血症、冠心病病史 10 年，长期服用单硝酸异山梨酯缓释片。2008—2018 年多次行冠脉支架植入术，口服硫酸氢氯吡格雷片、阿司匹林肠溶片、阿托伐他汀钙片。有房颤病史，长期口服达比加群酯胶囊、富马酸比索洛尔片。脑梗死病史 1 年。否认糖尿病史，否认肝炎、结核、疟疾等传染病史，否认药物及食物过敏史，否认其他手术、外伤及输血史。预防接种史不详。吸烟 60 余年，每日 40 支。否认饮酒史。

查体：体温 36.5℃，脉搏 78 次 / 分，呼吸 18 次 / 分，血压 112/75mmHg。双肺呼吸音清，未闻及干湿啰音。心率 86 次 / 分，律不齐，未闻及病理性杂音。腹软，无压痛，双下肢无水肿。意识清楚，言语流利，注意力减退（医生要求患者每次听到数字 "8" 时用力握医生的手，然后医生随机念不同的数字如 "6, 4, 8, 5, 2, 3, 5, 9, 8……"，观察患者的反应：患者不能准确做出反应或者反应时间明显延长），近记忆力下降，时空定向力差（下午入院，患者以为现在是早晨，住在之前曾去过的某医院），间断出现幻视（看到病房里也有蚂蚁出现），坐立不宁、烦躁不安。专科查体：双侧瞳孔等大等圆，直径 3mm，对光反射灵敏，双侧眼球各向运动正常，未见眼震。双侧额纹、鼻唇沟对称，双侧软腭抬举对称有力，悬雍垂居中，咽反射正常，转颈耸肩力量正常，伸舌居中。四肢肌力 5 级，四肢肌张力、腱反射正常。共济失调相关试验稳准，深浅感觉未见异常。双侧巴宾斯基征阴性，脑膜刺激征阴性。

1. 如果考虑患者发生谵妄，该谵妄类型为（　　　）。

A. 活动过度型谵妄

B. 活动减退型谵妄

C. 混合型谵妄

D. 安静型谵妄

E. 亚临床谵妄综合征

2. 下列哪些是患者发生谵妄的危险因素？（　　　）

　A. 高龄

　B. 共患多种疾病

　C. 脑梗死病史

　D. 多种药物联用

　E. 以上均是

3. 该患者需要筛查的潜在病因包括（　　　）。

　A. 急性脑血管病

　B. 感染性疾病

　C. 急性代谢性疾病

　D. 肿瘤性疾病

　E. 以上均是

4. 患者血尿便常规、生化全项、离子、贫血4项、传染性指标5项、心肌梗死5项显示无明显异常，糖类抗原72-4为2.9U/mL（正常），游离前列腺特异性抗原为1.170ng/mL（偏高），鳞状上皮细胞癌相关抗原为8.5μg/L（偏高），神经角质烯醇化酶为16.9ng/mL（偏高），血清同型半胱氨酸为24.9μmol/L（偏高），糖化血红蛋白为6.5%（偏高），抗线粒体抗体M2型为11（偏高）。头颅MRI：左小脑桥臂急性腔隙性脑梗死。胸部CT：右肺上叶后段胸膜下肺孤立性结节，可见分叶、毛刺、血管集束征。此时患者需进一步完善的检查包括（　　　）。

A. 胸部增强 CT

B. 正电子发射计算机断层显像（PET-CT）

C. 副肿瘤神经综合征抗体

D. 脑电图

E. 以上均是

5. 患者自身免疫抗体及副肿瘤神经综合征标志物均为阴性，PET-CT 结果不支持肿瘤的诊断。患者高龄，家属拒绝腰椎穿刺及肺穿刺活检等有创检查，入院后患者夜间均出现幻视，到处"消灭蚂蚁"，并出现妄想，觉得自己被关起来了，不认识家人，夜间睡眠差，白天精神状态不佳。给予奥氮平 2.5mg，每日 1 次，夜间睡前口服，并根据症状逐渐增加至 15mg，患者的幻视、妄想等精神症状未见明显缓解，并逐渐出现行走略缓慢，步幅变小，摆臂减少，身体略向前倾，未见震颤，夜间睡眠时喊叫。查体发现体位性低血压，双上肢肌张力稍高，双手腕齿轮征阳性。此时需考虑诊断（　　　）可能。

A. 阿尔茨海默病

B. 路易体痴呆

C. 药物性帕金森综合征

D. 迟发性运动障碍

E. 多系统萎缩

6. 将患者的奥氮平逐渐减量，并加用喹硫平，同时给予丙种球蛋白静脉滴注，患者症状逐渐减轻，支持下列哪

个诊断？（　　）

    A. 阿尔茨海默病

    B. 路易体痴呆

    C. 药物性帕金森综合征

    D. 副肿瘤神经综合征

    E. 多系统萎缩

7. 对患者的护理不正确的是（　　）。

    A. 将患者安置在离护士站尽可能近的病房

    B. 避免同一病房安置另外一名谵妄患者

    C. 将转换最小化（医护人员、病房等相对固定，治疗、操作也尽量在同一房间内进行）

    D. 将床维持在较低位置，锁住制动器，除了出口底部栏杆，将床档或护栏抬起

    E. 使用躯体约束具进行约束避免患者走失

答案解析

1. 答案：A。 患者急性起病，波动性病程，症状表现符合谵妄的特征——注意力的集中和保持能力下降。意识内容杂乱无章，伴有认知能力的改变（记忆缺损、言语混乱等）及知觉障碍（幻视），并具有高龄、基础病较多、服用多种药物等容易导致谵妄的危险因素等。该患者精神运动活动处于过度和亢进的水平，伴有心境不稳、幻视，符合活动过度型谵妄。

2. 答案：E。 该患者高龄（65 岁以上），共患冠心病、脑梗死、高血压、高脂血症、房颤等疾病，使用抗血小板、降脂、降压、抗凝等多种药物（＞ 4 种药物），这些均是容易导致谵妄的危险因素。

3. 答案：E。 该患者高龄（86 岁），既往多种基础病（房颤、高血压、高脂血症、冠心病、反复冠脉支架植入等），需要除外急性脑血管病。感染也是谵妄的常见诱发因素，如肺部感染、泌尿系统感染、脓毒血症等。患者近期饮食不佳，需筛查低血糖、电解质失衡、维生素缺乏等诱因。对于高龄患者还需要注意对肿瘤的筛查，包括继发于肿瘤或感染的边缘性脑炎（由于肿瘤或感染触发自身免疫异常而引起大脑边缘系统受损，可以出现记忆障碍、精神异常，甚至癫痫发作）。

4. 答案：E。 患者影像提示肺癌可能，需进一步完善 PET–CT 及增强 CT 等相关检查明确诊断，肿瘤患者出现认知功能障碍及精神症状等边缘叶受累表现时需考虑副肿瘤性神经综合征（如边缘叶脑炎）可能。副肿瘤性神经综合征（paraneoplastic neurologic syndrome，PNS）是由恶性肿瘤造成其远隔部位神经系统损伤的一组综合征。PNS 临床表现形式多样，诊治困难，大部分患者神经系统症状先于原发肿瘤出现，及早诊断和治疗有利于提高患者的治疗效果。因此，需进一步完善副肿瘤神经综合征相关抗体，典型的边缘叶脑炎脑电图可见痫性放电或慢波活动，有助于病因的诊断。头颅 MRI 提示左小脑桥臂急性腔隙性脑梗死，可能是导致谵妄的潜在诱因之一，患者目前的用药中已包括双抗和抗凝药物，暂不予其他特殊治疗。

5. 答案：C。患者在奥氮平加量后出现运动迟缓、步态异常、双手腕齿轮样肌张力增高等帕金森综合征的典型表现，需考虑药物性帕金森综合征的诊断。相对而言，经典的抗精神病药引起锥体外系反应的发生率要高于非经典抗精神病药，尤其是用于帕金森病患者伴发的精神症状更需注意该副作用。其中喹硫平和氯氮平与多巴胺 D2 受体亲和力相对较低，对帕金森病患者的副作用最小，但喹硫平的安全性更高。然而有 Meta 分析表明：匹莫范色林（pimavanserin）作为一种 5-HT2A 选择性反向激动剂，因其高选择性而较目前其他抗精神病药副作用更少，更适用于帕金森病患者伴有幻觉和妄想等精神症状的治疗。

6. 答案：D。患者高龄，肿瘤标志物升高，胸部 CT 提示肿瘤可能，虽然自身免疫抗体及副肿瘤标志物阴性，PET-CT 不支持肿瘤诊断，仍不能除外副肿瘤综合征及边缘性脑炎的诊断，需要持续监测胸部 CT、PET-CT 及副肿瘤标志物。对于存在高风险表型伴高风险抗体的患者，应每 4～6 个月筛查一次，连续 2 年[79]。在静脉给予丙种球蛋白后，在抗精神病药减量的情况下，该患者症状得以缓解，支持副肿瘤神经综合征/自身免疫性脑炎的可能。对该患者进行随访，4 年后患者死于肺癌晚期引起的并发症。

7. 答案：E。谵妄护理人员须知：将患者安置在离护士站尽可能近的病房。避免同一病房安置另外一名谵妄患者。如果患者对自己或他人有高度伤害风险，考虑使用专职护理人员进行床旁看护。将转换最小化（医护人员、病房等相对固定，治疗、操作也尽量在同一房间内进行）。将不必要的仪器设备移走，保证一个无危险的环境。将床维持在较低位置，锁住制动器，除了出口底部栏杆，将床档或护栏抬起。清晰而准确地交流，反复帮助患者对人员、环境和处境进行定向（尤其在治疗或操作前）。给予充分的水和营养，充分的缓解疼痛。除非紧急危险情况，尽量避免使用躯体约束或化学药品进行约束。

参考文献

［1］Barr J，Fraser G L，Puntillo K，et al. Clinical practice guidelines for the management of pain, agitation, and delirium in adult patients in the intensive care unit［J］. Crit Care Med，2013，41（1）：263-306.

［2］Taylor D，Paton C，Kapur S. Maudsley 精神科处方指南［M］.第12版.北京：人民卫生出版社，2017：514-519.

［3］Pandharipande P P，Ely E W，Arora R C，et al. The intensive care delirium research agenda: a multinational, interprofessional perspective［J］. Intensive Care Med，2017，43（9）：1329-1339.

［4］汤铂.重症患者谵妄管理专家共识［J］.中华内科杂志，2019，2（58）：108-118.

［5］中华医学会神经病学分会神经心理与行为神经病学学组.综合医院谵妄诊治中国专家共识（2021）［J］.中华老年医学杂志，2021，40（10）：1226-1233.

［6］美国精神医学会.精神障碍诊断与统计手册［M］.第五版.北京：北京大学出版社，2016：586-592.

［7］Peterson J F，Pun B T，Dittus R S，et al. Delirium and its motoric subtypes: a study of 614 critically ill patients ［J］. J Am Geriatr Soc，2006，54（3）：479-484.

［8］Corona A，Colombo R，Catena E. Early Identification of Subsyndromal Delirium in the Critically Ill: Don't Let the Delirium Rise!［J］. Crit Care Med，2016，44（3）：644-645.

［9］National Institute for Health and Care Excellence: Guidelines. Delirium: prevention, diagnosis and management in hospital and long-term care［EB/OL］.（2023.1.18）［2023.9.9］. https://www.nice.org.uk/guidance/cg103.

［10］Van den Boogaard M，Schoonhoven L，Van der Hoeven J G，et al. Incidence and short-term consequences of delirium in critically ill patients: A prospective observational cohort study［J］. Int J Nurs Stud，2012，49（7）：775-783.

［11］治疗指南有限公司.治疗指南：精神病分册［M］.第
七版.北京：化学工业出版社，2018：133-141.

［12］Hayhurst C J，Pandharipande P P，Hughes C G.
Intensive Care Unit Delirium:A Review of Diagnosis，
Prevention，and Treatment［J］. Anesthesiology，
2016，125（6）：1229-1241.

［13］Vasilevskis E E，Han J H，Hughes C G，et al.
Epidemiology and risk factors for delirium across
hospital settings［J］. Best Pract Res Clin Anaesthesiol，
2012，26（3）：277-287.

［14］Card E，Pandharipande P，Tomes C，et al.
Emergence from general anaesthesia and evolution of
delirium signs in the post-anaesthesia care unit［J］.
Br J Anaesth，2015，115（3）：411-417.

［15］Ely E W，Inouye S K，Bernard G R，et al. Delirium
in mechanically ventilated patients: validity and
reliability of the confusion assessment method for the
intensive care unit（CAM-ICU）［J］. JAMA，2001，
286（21）：2703-2710.

［16］Stern T A，Fricchione G L，Cassem N H，等.麻省
总医院精神病学手册［M］.第六版.北京：人民卫
生出版社，2017：93-105.

［17］Maldonado J R. Neuropathogenesis of delirium: review
of current etiologic theories and common pathways［J］.

Am J Geriatr Psychiatry, 2013, 21（12）: 1190-1222.

[18] Hughes C G, Pandharipande P P, Thompson J L, et al. Endothelial Activation and Blood-Brain Barrier Injury as Risk Factors for Delirium in Critically Ill Patients［J］. Crit Care Med, 2016, 44（9）: e809-e817.

[19] Naidech A M, Polnaszek K L, Berman MD, et al. Hematoma Locations Predicting Delirium Symptoms After Intracerebral Hemorrhage［J］. Neurocritical care, 2016, 24（3）: 397-403.

[20] Shafi M M, Santarnecchi E, Fong T G, et al. Advancing the Neurophysiological Understanding of Delirium［J］. J Am Geriatr Soc, 2017, 65（6）: 1114-1118.

[21] Lawlor P G, Bush S H. Delirium in patients with cancer: assessment, impact, mechanisms and management［J］. Nat Rev Clin Oncol, 2015, 12（2）: 77-92.

[22] Pandharipande P P, Morandi A, Adams JR, et al. Plasma tryptophan and tyrosine levels are independent risk factors for delirium in critically ill patients［J］. Intensive Care Med, 2009, 35（11）: 1886-1892.

[23] Bush S H, Lawlor P G, Ryan K, et al. Delirium

in adult cancer patients: ESMO Clinical Practice Guidelines［J］. Ann Oncol 2018, 29（Suppl 4）: iv143–iv165.

［24］由地森本. 麻醉与神经毒性［M］. 天津：天津科技翻译出版有限公司，2021：43–145.

［25］National Institute for Health and Care Excellence: Guidelines. Delirium: prevention, diagnosis and management in hospital and long-term care［EB/OL］.（2019.3）［2023.9.9］. https://www.nice.org.uk/guidance/cg103.

［26］李九红，黄伶智，周艳红，等. ICU成人患者谵妄预防及管理策略的最佳证据总结［J］. 护士进修杂志，2022，37（5）：439–445.

［27］LaMantia M，Messina F，Hobgood C，et al. Screening for delirium in the emergency department: a systematic review［J］. Ann Emerg Med，2014，63（5）：551–560.

［28］Soiza R L，Myint P K. The Scottish Intercollegiate Guidelines Network（SIGN）157: Guidelines on Risk Reduction and Management of Delirium［J］. Medicina，2019，55（8）：1–6.

［29］罗爱林，张杰 . 2017版欧洲麻醉学会《基于循证和专家共识的术后谵妄指南》解读［J］. 临床外科杂志，2018（1）：29–33.

［30］Aldecoa C, Bettelli G, Bilotta F, et al. European Society of Anaesthesiology evidence-based and consensus-based guideline on postoperative delirium ［J］. Eur J Anaesthesiol, 2017, 34（4）: 192-214.

［31］Hendry K, Quinn T, Evans J, et al. Evaluation of delirium screening tools in geriatric medical inpatients: a diagnostic test accuracy study ［J］. Age Ageing, 2016, 45（6）: 832-837.

［32］O'Sullivan D, Brady N, Manning E, et al. Validation of the 6-Item Cognitive Impairment Test and the 4AT test for combined delirium and dementia screening in older Emergency Department attendees ［J］. Age Ageing, 2018, 47（1）: 61-68.

［33］Inouye S K, Kosar C M, Tommet D, et al. The CAM-S: development and validation of a new scoring system for delirium severity in 2 cohorts ［J］. Ann Intern Med, 2014, 160（8）: 526-533.

［34］Gusmao-Flores D, Salluh J, Chalhub R, et al. The confusion assessment method for the intensive care unit （CAM-ICU）and intensive care delirium screening checklist（ICDSC）for the diagnosis of delirium: a systematic review and meta-analysis of clinical studies ［J］. Critical care（London, England）, 2012, 16（4）: R115.

［35］Plaschke K，Von Haken R，Scholz M，et al. Comparison of the confusion assessment method for the intensive care unit（CAM-ICU）with the Intensive Care Delirium Screening Checklist（ICDSC）for delirium in critical care patients gives high agreement rate（s）［J］. Intensive Care Med，2008，34（3）：431-436.

［36］Bergeron N，Dubois M J，Dumont M，et al. Intensive Care Delirium Screening Checklist: evaluation of a new screening tool［J］. Intensive Care Med，2001，27（5）：859-864.

［37］Nishimura K，Yokoyama K，Yamauchi N，et al. Sensitivity and specificity of the Confusion Assessment Method for the Intensive Care Unit（CAM-ICU）and the Intensive Care Delirium Screening Checklist（ICDSC）for detecting post-cardiac surgery delirium: A single-center study in Japan［J］. Heart Lung，2016，45（1）：15-20.

［38］Luetz A，Heymann A，Radtke F，et al. Different assessment tools for intensive care unit delirium: which score to use?［J］. Crit Care Med，2010，38（2）：409-418.

［39］佚名. 谵妄分级量表简介［J］. 临床荟萃，2010，25（3）：202.

［40］Radtke F M，Franck M，Schneider M，et al. Comparison of three scores to screen for delirium in the recovery room［J］. Br J Anaesth，2008，101（3）：338-343.

［41］Sikich N，Lerman J. Development and psychometric evaluation of the pediatric anesthesia emergence delirium scale［J］.Anesthesiology，2004，100（5）：1138-1145.

［42］何珊，左泽兰，许峰.儿童谵妄的防治［J］.中国小儿急救医学，2020，27（2）：86-91.

［43］Silver G，Traube C，Kearney J，et al. Detecting pediatric delirium: development of a rapid observational assessment tool［J］. Intensive Care Med，2012，38（6）：1025-1031.

［44］Harris J，Ramelet A S，Van Dijk M，et al. Clinical recommendations for pain, sedation, withdrawal and delirium assessment in critically ill infants and children: an ESPNIC position statement for healthcare professionals［J］. Intensive Care Med,2016,42（6）：972-986.

［45］何珊，王亚力，左泽兰.中文版康奈尔儿童谵妄量表的临床初步应用［J］.中华儿科杂志，2019，57（5）：344-349.

［46］Inouye S K. Delirium in older persons［J］. N Engl J

Med, 2006, 354（11）: 1157-1165.

[47] Potter J, George J, Guideline Development G. The prevention, diagnosis and management of delirium in older people: concise guidelines［J］. Clin Med（Lond）, 2006, 6（3）: 303-308.

[48] Burns A, Gallagley A, Byrne J. Delirium［J］. J Neurol Neurosurg Psychiatry, 2004, 75（3）: 362-367.

[49] Siddiqi N, Stockdale R, Britton AM, et al. Interventions for preventing delirium in hospitalised patients［J］. Cochrane Database Syst Rev, 2007（2）: CD005563.

[50] Van den Boogaard M, Schoonhoven L, Van Achterberg T, et al. Haloperidol prophylaxis in critically ill patients with a high risk for delirium［J］. Crit Care, 2013, 17（1）: R9.

[51] Clegg A, Siddiqi N, Heaven A, et al. Interventions for preventing delirium in older people in institutional long-term care［J］. Cochrane Database Syst Rev, 2014（1）: CD009537.

[52] Gabbard G O. GABBARD精神障碍治疗学［M］. 北京: 人民卫生出版社, 2010: 94-105.

[53] Tuma R, DeAngelis L M. Altered mental status in patients with cancer［J］. Arch Neurol, 2000, 57（12）:

1727–1731.

[54] Engel G L, Romano J. Delirium, a syndrome of cerebral insufficiency [J]. J Chronic Dis, 1959, 9 (3): 260–277.

[55] Kaplan P W. The EEG in metabolic encephalopathy and coma [J]. J Clin Neurophysiol, 2004, 21 (5): 307–318.

[56] Jacobson S, Jerrier H. EEG in delirium [J]. Semin Clin Neuropsychiatry, 2000, 5 (2): 86–92.

[57] Van der Kooi A W, Zaal I J, Klijn F A, et al. Delirium detection using EEG: what and how to measure [J]. Chest, 2015, 147 (1): 94–101.

[58] Nayeem K, O'Keeffe S. Delirium [J]. Clin Med (Lond), 2003, 3 (5): 412–415.

[59] Stahl S M. 精神药理学精要：处方指南 [M]. 第 2 版. 北京：北京大学医学出版社，2016：229.

[60] Adams F, Fernandez F, Andersson BS. Emergency pharmacotherapy of delirium in the critically ill cancer patient [J]. Psychosomatics, 1986, 27 (1 Suppl): 33–38.

[61] Hui D, Frisbee-Hume S, Wilson A, et al. Effect of Lorazepam With Haloperidol vs Haloperidol Alone on Agitated Delirium in Patients With Advanced Cancer Receiving Palliative Care: A Randomized Clinical Trial

［J］. JAMA, 2017, 318（11）: 1047-1056.

［62］及晓, 朱辉.《谵妄: 预防、诊断和管理》"药物治疗"部分解读［J］.中国临床医生杂志, 2022, 50（6）: 646-650.

［63］吴新民, 薛张纲, 马虹, 等.右美托咪定临床应用专家共识（2018）［J］.临床麻醉学杂志, 2018, 34（8）: 820-823.

［64］海峡两岸医药卫生交流协会睡眠医学专业委员会.曲唑酮临床应用中国专家共识［J］.中华医学杂志, 2022, 102（7）: 468-478.

［65］Matsuda Y, Morita T, Oya K, et al. Drug Choice for Hyperactive Delirium in Terminally-Ill Cancer Patients: A Nationwide Survey［J］. J Pain Symptom Manage, 2022, 64（4）: e231-e234.

［66］Wada K, Morita Y, Iwamoto T, et al. First-and second-line pharmacological treatment for delirium in general hospital setting-Retrospective analysis［J］. Asian J Psychiatr, 2018, 32: 50-53.

［67］Sultzer D, Gray K, Gunay I, et al. A double-blind comparison of trazodone and haloperidol for treatment of agitation in patients with dementia［J］. Am J Geriatr Psychiatry, 1997, 5（1）: 60-69.

［68］Schatzberg A F, DeBattista C.临床精神药理学手册［M］.第8版.北京: 北京大学医学出版社, 2018:

62–80.

[69] Yi X, Ni S, Ghadami M, et al. Trazodone for the treatment of insomnia: a meta–analysis of randomized placebo–controlled trials [J]. Sleep Med, 2018, 45: 25–32.

[70] Warner M, Dorn M, Peabody C. Survey on the usefulness of trazodone in patients with PTSD with insomnia or nightmares [J]. Pharmacopsychiatry, 2001, 34（4）: 128–131.

[71] Tanimukai H, Murai T, Okazaki N, et al. An observational study of insomnia and nightmare treated with trazodone in patients with advanced cancer [J]. Am J Hosp Palliat Care, 2013, 30（4）: 359–362.

[72] Zhang H, Wang L, Fan Y, et al. Atypical antipsychotics for Parkinson's disease psychosis: a systematic review and meta–analysis [J]. Neuropsychiatr Dis Treat, 2019, 15: 2137–2149.

[73] Salluh J, Wang H, Schneider E, et al. Outcome of delirium in critically ill patients: systematic review and meta–analysis [J]. BMJ, 2015, 350: h2538.

[74] Wolters A, Peelen L, Veldhuijzen D, et al. Long–Term Self–Reported Cognitive Problems After Delirium in the Intensive Care Unit and the Effect of Systemic Inflammation [J]. J Am Geriatr Soc, 2017, 65（4）:

786–791.

[75] Jackson T, MacLullich A, Gladman J, et al. Undiagnosed long-term cognitive impairment in acutely hospitalised older medical patients with delirium: a prospective cohort study [J]. Age ageing, 2016, 45 (4): 493–499.

[76] Langan C, Sarode D, Russ T, et al. Psychiatric symptomatology after delirium: a systematic review [J]. Psychogeriatrics, 2017, 17 (5): 327–335.

[77] Jackson J, Pandharipande P, Girard T, et al. Depression, post-traumatic stress disorder, and functional disability in survivors of critical illness in the BRAIN-ICU study: a longitudinal cohort study [J]. Lancet Respir Med, 2014, 2 (5): 369–379.

[78] Wolters A, Peelen L, Welling M, et al. Long-Term Mental Health Problems After Delirium in the ICU [J]. Crit Care Med, 2016, 44 (10): 1808–1813.

[79] Graus F, Vogrig A, Muñiz-Castrillo S, et al. Updated Diagnostic Criteria for Paraneoplastic Neurologic Syndromes [J]. Neurol Neuroimmunol Neuroinflamm, 2021, 8 (4): e1014.

第二章　ICU 谵妄的处理

内容提要

◇　昏迷为 ICU 谵妄的独立危险因素；可改变的危险因素包括使用苯二氮䓬类药物和输血；对于持续存在或反复发作的谵妄，需警惕尚未发现的潜在危险因素。

◇　ICU 谵妄容易被低估，因为它多表现为易被忽视的活动减退型谵妄；为提高识别率，强烈建议常规、定期监测成人 ICU 患者有无谵妄。

◇　CAM-ICU 和 ICDSC 是 ICU 谵妄最有效、可靠的监测工具。

◇　不推荐用药预防 ICU 谵妄，但推荐采取多元非药物干预措施：早期活动、改善患者认知、改善 ICU 环境、采用集束化策略（ABCDEF、ESCAPE 等）。

◇　重症后期应动态调整镇静深度，推荐浅镇静的治疗策略，不再推荐每日唤醒试验，建议尽早施行自主呼吸试验。

◇　筛查 ICU 谵妄的危险因素和病因后，积极进行对因治疗是控制谵妄的关键；同时可针对 ICU 谵妄的症状进行对症治疗，常用药物包括右美托咪定、氟哌啶醇、喹硫平、奥氮平等，注意尽量短时间使用（但也需避免停药过快）和药物副作用。

◇ 抗精神病药物不宜用于活动减退型谵妄。

◇ 因酗酒或苯二氮䓬类药物戒断而发生成人 ICU 谵妄，首选苯二氮䓬类药物进行治疗。

◇ 对于其他原因引起的成人 ICU 谵妄，建议选择持续静脉输注右美托咪定或丙泊酚。

◇ 重症患者在 ICU 易出现撤药反应或戒断反应的药物 / 物质包括阿片类药物、苯二氮䓬类药物、酒精等。

◇ 对于成人 ICU 患者，疼痛 / 止痛、躁动 / 镇静和谵妄三者之间密切联系，相互影响和制约，共同决定了重症患者的治疗效果和转归。

◇ 管理 ICU 患者疼痛、躁动和谵妄的首要目标是持续关注患者的安全和舒适，而且避免因过度治疗或是治疗不足引起的短期或长期的并发症。

◇ 强烈建议常规监测所有成人 ICU 患者的疼痛；强烈建议对成人 ICU 患者进行拔出胸管、介入或其他可能导致疼痛的操作前，预先使用止痛药或非药物干预（例如放松技术），以减轻疼痛。

◇ 建议联合应用非阿片类镇痛药来减少阿片类药物的用量；对于非神经病理性疼痛的治疗，强烈建议静脉应用阿片类药物作为一线首选；对于神经病理性疼痛的治疗，强烈建议口服或鼻饲加巴喷丁、卡马西平或普瑞巴林，联合应用阿片类药物。

◇ 对接受机械通气的成人 ICU 患者建议镇痛为先，辅以镇静；强烈建议对成人 ICU 患者用滴定（titrated）的方法进行镇静，并维持在轻度镇静水平而非深度水平。

◇ eCASH 是以患者为中心的舒适化浅镇静策略。

◇ ICU 患者的 ICU 获得性衰弱（ICUAW）和机体功能可通过康复运动／活动改善，且其安全性、可行性及益处已经通过评估。

◇ 睡眠不佳是许多重症患者的普遍问题和痛苦之源，建议采取多元的改善睡眠的方案。

谵妄会影响高达60%～80%的接受机械通气的成人ICU患者[1-2]，已成为ICU患者护理和治疗过程中一个无法忽视的问题。针对ICU谵妄的研究已经迅速开展，但我们对其病理生理机制仍然知之甚少。为更好地预防和治疗重症患者的疼痛、躁动、谵妄，2013年美国多个学会和协会联合制订了《成人ICU患者疼痛、躁动和谵妄管理的临床实践指南》（Clinical Practice Guidelines for the Management of Pain, Agitation, and Delirium in Adult Patients in the Intensive Care Unit, PAD），为医护人员建立了完整的、循证的、以患者为中心的临床规范和路径[3]；2018年的《成人ICU患者疼痛、躁动/镇静、谵妄、制动以及睡眠紊乱的预防和管理临床实践指南》（Clinical Practice Guidelines for the Prevention and Management of Pain, Agitation/Sedation, Delirium, Immobility, and Sleep Disruption in Adult Patients in the ICU, PADIS）再次对其进行了更新和完善[4]；2019年中国发布了《重症患者谵妄管理专家共识》[5]；2023年中国发布了《重症后管理专家共识》，进一步优化了对谵妄的管理[6]。综合上述中外指南和共识的内容，结合近期相关研究结果，对其中的关键内容总结如下。

第一节　ICU 谵妄危险因素[3-4,7]与监测

一、独立危险因素

（一）昏迷为 ICU 谵妄的独立危险因素之一（中等质量证据）。

1.有研究将昏迷分为器质性昏迷（medical coma）（例如，由神经系统的病变诱发），镇静诱导性昏迷（sedative-induced coma），以及多诱因昏迷（multifactorial coma）（既有器质性诱因，又有镇静诱因）。

2.研究显示，谵妄的发生与镇静诱导性昏迷和多诱因昏迷显著相关，而与器质性昏迷无显著相关[2]。

（二）Zaal 等的 Meta 分析总结出 11 个谵妄的独立危险因素[8]：年龄，痴呆，高血压，急诊手术，创伤，急性生理学与慢性健康状况评分Ⅱ（APACHE Ⅱ），机械通气，代谢性酸中毒，谵妄病史，昏迷，多器官功能衰竭。

二、可改变和不可改变的危险因素

2018 年 PADIS 指出：成人 ICU 谵妄与以下风险因素相关。

（一）可改变的因素：苯二氮䓬类药物的使用和输血（blood transfusions）。

1.应用苯二氮䓬类药物可能为成人 ICU 患者谵妄的危险因素之一（中等质量证据）。

2. 对于接受机械通气的成人 ICU 患者（有谵妄风险），与静脉输注苯二氮䓬类药物相比，静脉输注右美托咪定（dexmedetomidine）出现谵妄的可能更低（中等质量证据），提示其为谵妄的保护因素。

（二）不可改变的危险因素：高龄，痴呆，先前发生昏迷（prior coma），ICU 前的急诊手术或创伤，急性生理和慢性健康状况评分（acute physiology and chronic health evaluation，APACHE）和美国麻醉医师学会评分（American Society of Anesthesiology scores）的增高[4]。

（三）对持续存在或反复发作的谵妄，需警惕尚未发现的潜在危险因素，如急性肾损伤、痴呆前期等。

三、ICU 谵妄监测[3,7]

（一）常规监测

ICU 谵妄容易被低估，因为它多表现为易被忽视的活动减退型谵妄（hypoactive delirium），而不是更容易被识别的活动过度型谵妄（hyperactive delirium）。为提高识别率，强烈建议常规监测成人 ICU 患者有无谵妄（强推荐，中等质量证据）。

（二）定期监测

强烈推荐在中到高谵妄风险的 ICU 患者中（例如既往有酗酒史、认知功能障碍或高血压、伴有严重败血症或

休克、使用机械通气、正接受镇静或阿片类药物治疗等）
应至少在每班护士中定期监测谵妄。

（三）监测工具

1. CAM-ICU 和 ICDSC 为 ICU 谵妄最有效、可靠的
监测工具（高质量证据）。

（1）CAM-ICU 和 ICDSC 联合评估有利于提高谵妄，
尤其是亚临床谵妄综合征诊断的敏感性[5]（量表具体内容
见附录相关内容）。

（2）觉醒水平可能影响筛查工具对谵妄进行有效的
评估。

2. 谵妄可伴有脑电的改变，有条件的 ICU 可考虑使
用床旁脑电监测[5]。

（1）脑电监测可早期发现临床症状不典型、不易发觉
的脑异常放电，有助于排除癫痫等脑部疾病引起的精神障
碍，避免盲目治疗。

（2）对临床症状不典型、不易发觉的脑功能异常可行
持续脑电监测评估，从而提高谵妄的管理质量。

第二节　ICU 谵妄预防[3-4,9]

一、预防和及时纠正各种可能导致脑组织灌注氧合损害的因素

谵妄的危险因素包括脓毒症、疾病严重程度、低灌注、

机械通气等，因此积极治疗原发病、尽量减少引起谵妄的诱发因素、改善组织和脑灌注将有利于谵妄的预防[10]。

二、推荐采取多元非药物干预措施

这些干预措施致力于（但不限于）减少诱发谵妄的可改变的危险因素，可以大大减少谵妄的发生、ICU 谵妄持续时间、ICU 滞留时间和院内死亡率[4]。

（一）改善患者的认知

例如重新进行时间空间定向、认知刺激、使用钟表等。

（二）改善睡眠

睡眠干扰和睡眠剥夺在 ICU 病房中非常普遍，使患者压力水平升高，易导致谵妄。改善患者睡眠的措施包括控制灯光和噪声（将声光刺激最小化），集中治疗（护理）活动，减少夜间刺激，保护患者正常的睡眠周期（强推荐，低质量证据）[3]。

（三）改善 ICU 环境因素

提高患者的舒适度[5]。

（四）改善活动能力

减少卧床，早期康复。

（五）改善患者的听力和视力

允许使用助听器或眼镜等个人物品（弱推荐，低质量证据）。

（六）提高患者觉醒水平

例如可以降低镇静治疗强度等。

三、不推荐用药预防谵妄

（一）不推荐在成人 ICU 患者中使用药物预防谵妄，包括氟哌啶醇、非典型抗精神病药物、右美托咪定、3-羟基 -3- 甲基戊二酰辅酶 A 还原酶抑制剂（HMG-CoA 还原酶抑制剂，例如他汀类药物）或氯胺酮[4]。

（二）也不推荐在成人 ICU 患者使用药物与非药物的联合方案预防谵妄，虽然联合方案可能减少亚临床谵妄综合征（subsyndromal delirium），但不能降低谵妄的发生率[3]。

四、推荐早期活动（early mobilization）

强烈建议成人 ICU 患者在条件允许时进行早期活动，以减少谵妄的发生率与持续时间（强推荐，中等质量证据）[3]。

（一）早期活动目前主要指患者患病后 2 ～ 5 天开始进行活动[11]。

（二）早期活动让重症患者进行一定强度的体能锻炼，以对抗长期制动带来的危害，避免肌力受损及相关并发症[6]。

（三）运动可以促进肢体血液循环，改善脑部血供，预防大脑发生缺血性损害；还可以增加皮质内胆碱能纤维密度，增加体内抗炎物质的产生[12]。

（四）早期活动还可减轻患者疼痛，降低体内炎症因子水平[12]。

（五）早期活动的安全性和可行性在临床中也得到了很好的证实，但未增加并发症的发生率和医疗费用[13]。

（六）早期活动既可给予患者心理支持，也可增强躯体器官功能，减少并发症，已成为谵妄患者集束化管理策略中的一项重要举措[5]。

五、集束化策略

（一）ABCDE 集束化策略（ABCDE bundle）

1. 应用机械通气的重症患者经常出现谵妄和 ICU 获得性衰弱（ICU-acquired weakness，ICUAW），且随着机械通气患者数量的增加，使更多的患者面临谵妄和 ICUAW 的风险。

2. Morandi 等人[14]通过回顾既往相关研究，在 2011 年较早提出了 ABCDE 集束化策略（图 2-1）。该策略是多学科间协调管理重症患者的项目，旨在通过这种系统方案减少谵妄、过度镇静、制动等，有利于患者脱机、早日转出 ICU 和出院、恢复正常脑功能、提高自理能力、提高生存率，更好地管理接受机械通气的 ICU 患者。

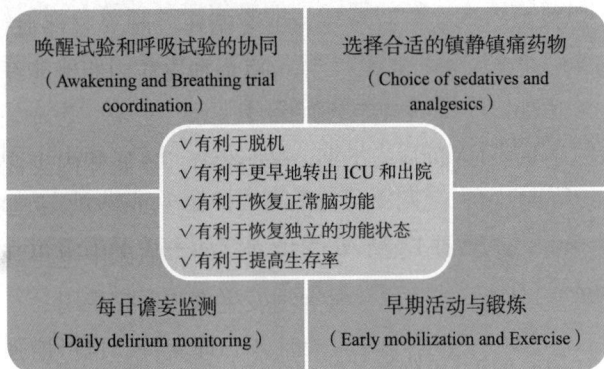

图 2-1　Morandi 等提出的 ABCDE 集束化策略[14]

3. 2012 年 5 月，美国重症护理协会基于循证医学基础，正式提出了用于 ICU 机械通气患者的 ABCDE 镇痛镇静集束化措施[15]，具体包括：

（1）A，即每日唤醒（Awakening）：由护士评估机械通气患者进行觉醒试验的安全性。

（2）B，即（自主）呼吸（Breathing）：由呼吸治疗师评估患者进行自主呼吸试验的安全性。

（3）C，即协作（Coordinated effort）：在减少或停止镇静剂，患者恢复自主意识后，由护士和呼吸治疗师共同进行自主呼吸试验，医生重新评估是否改换镇静镇痛药物或者减少剂量，并决定拔管时机。

（4）D，即谵妄评估（Delirium assessment）：可综合应用 Glasgow 昏迷量表（GLS）、RASS 和 CAM-ICU 量表来评估。谵妄的管理措施包括识别和干预潜在的危险因素（如药物因素、新的器官功能衰竭、制动等），改善环境，撤除不必要的监测和导管，频繁提供时间和地点的定向，评估和治疗疼痛，早期活动等。

（5）E，即重症患者早期活动及步行（Early mobilization and ambulation）：早期活动包括物理治疗（physical therapy，PT）和帮助患者恢复功能的作业治疗（occupational therapy，OT）[16]。

（二）ABCDEF 集束化策略

在原来 ABCDE 集束化策略的基础上，研究者们进行了修正和延伸，提出了 ABCDEF 集束化策略[17-18]。

1. 具体内容如下：

（1）A：疼痛的评估、预防和处理（Assess，prevent and manage pain）。

（2）B：自主唤醒试验和自主呼吸试验（Both spontaneous awakening and breathing trials）。

（3）C：镇痛与镇静的选择（Choice of analgesia and sedation）。

（4）D：谵妄的评估、预防和处理（Delirium assess，prevention and management）。

（5）E：早期活动 / 锻炼（Early mobility/exercise）。

（6）F：家属参与 / 授权（Family engagement/empo-werment）。

2. 有研究发现，延长 ICU 探视时间，以及增加家属与患者的接触机会，会对谵妄的管理有明显的促进作用[19]。

（1）不同于其他的 ICU 多元干预措施，<u>ABCDEF 集束化策略适用于每一位 ICU 患者</u>，无论其机械通气状态如何，或是何种入院诊断（admitting diagnosis）。

（2）由于 ABCDEF 集束化策略着重于症状评估、预防和管理，而非疾病过程，因此在危重疾病的早期显得尤为重要，并且适合与其他的生命支持治疗联合应用。

（3）基于团队协作的 ABCDEF 集束化策略的最终目标是使患者更加清醒，认知和躯体更具活力。已有研究证明，ABCDEF 集束化策略可显著改善患者的预后，例如谵妄、制动、昏迷、死亡等发生率降低，应用机械通气和 ICU 再入院的可能性下降[20]。

3. <u>注意，2023 年中国发布的《重症后管理专家共识》不再推荐每日唤醒试验（详见下文）。</u>

（三）ESCAPE 集束化策略（ESCAPE bundle）

1. 王小亭等结合欧美谵妄管理策略及中国实际情况，提出了 ESCAPE 集束化策略[21]。

2. 相对于 ABCDEF 集束化策略，ESCAPE 集束化策略更注重早期活动、精神状态评估和睡眠管理在谵妄管理中的重要性（图 2-2），使谵妄患者的管理策略更加全面[22]。

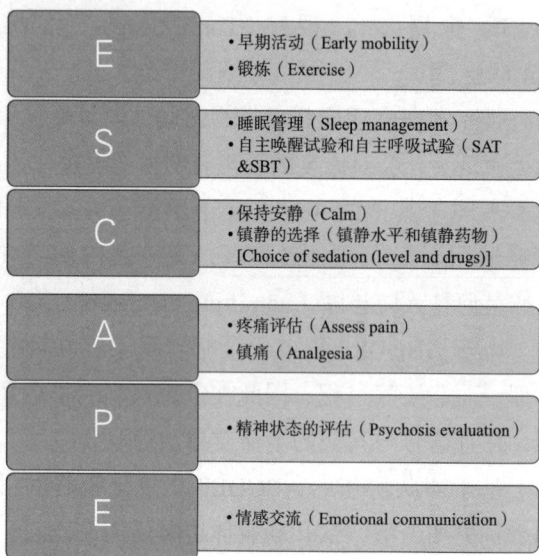

图 2-2　谵妄管理的 ESCAPE 集束化策略

3. ESCAPE 集束化方案已从谵妄管理策略发展为重症后管理策略，并根据重症后管理（重症稳定期、撤离期）的实际需求，提出了更新版的 ESCAPE 集束化策略[6]。

4. 更新版 ESCAPE 集束化策略扩展了原有仅针对谵妄的相关管理措施，纳入了早期康复、营养支持、精神评估及认知功能训练等新策略。

5. 更新版 ESCAPE 集束化策略纠正了既往"重治疗，轻康复""重躯体，轻精神"的问题，丰富了专业内容，完善了救治体系，致力于加快重症患者的康复（表 2-1），为从 ICU 过渡至普通病房的康复做好充足的准备[6]。

表 2-1 重症后管理（更新版 ESCAPE）集束化方案 [6]

E	S	C	A	P	E
早期活动（early mobility）	自主清醒试验（spontaneous awaking test）	选择镇静目标（choice of sedative target）	镇静为先（analgesia first）	早期精神异常（谵妄）管理（psychology: delirium management）	情感支持（emotional support）
早期康复（early rehabilitation）	自主呼吸试验（spontaneous breathing test）	选择镇静药物（choice of sedative drugs）	镇痛评估（analgesia evaluation）	长期精神异常的预防（PTSD prevention）	优化环境（environment improvement）
早期肠内营养（early enteral nutrition）	睡眠管理（sleep management）	选择镇静策略（choice of sedative strategy）	镇痛策略（analgesic strategies）	认知功能重塑（remodeling cognitive function）	弹性探视（elastic visiting）

（四）对集束化策略的新调整

2023 年中国发布的《重症后管理专家共识》指出：重症后期应动态调整镇静深度，推荐浅镇静的治疗策略，不再推荐每日唤醒试验，建议尽早施行自主呼吸试验[6]。

1. 重症后期推荐浅镇静的治疗策略，可缩短重症患者的机械通气时间和住 ICU 时间，改善患者的预后[23]。

2. 既往推荐每日暂停镇静药物进行唤醒的撤药方案，可能面临血流动力学波动、呼吸驱动增强、突发躁动等情况出现，恶化病情[6]。

3. 目前已基本摒弃上述"药物假日"方法，改用滴定镇静药物，达到最小化镇静的目的[24]。

第三节　ICU 谵妄治疗[3-4,7]与预后

ICU 谵妄可能涉及多种病理生理过程（图 2-3），已针对这些病理生理过程对多种药物预防和治疗 ICU 谵妄的可能进行了研究，以降低其发生率，例如降低多巴胺活性、增加胆碱能活性和改善神经递质失衡（如抗精神病药）的药物，但结果并不尽如人意。

一、合理用药治疗谵妄[6]

（一）目前控制谵妄的常用药物包括右美托咪定、氟哌啶醇、喹硫平、奥氮平等。

（二）右美托咪定作为 ICU 常用的抗谵妄药物，可显著降低谵妄发生率，并缩短谵妄持续时间，但需警惕药物本身对心率和心脏功能的影响。

（三）氟哌啶醇、喹硫平、奥氮平等抗精神病药物可用于抗谵妄治疗，但此类药物容易引起锥体外系反应及心脏 QTc 间期延长，具有诱发尖端扭转型室性心动过速的风险，因此在使用过程中应监测心电图。

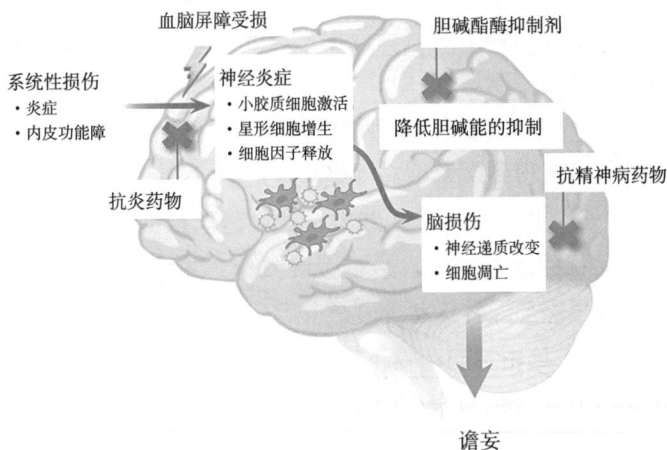

图 2-3　重症监护病房（ICU）谵妄的潜在机制和治疗[25]

ICU 谵妄的潜在机制包括全身性炎症、内皮功能障碍、血脑屏障通透性增加、对胆碱能的炎症反应控制降低，以及患者既往存在易感因素，使患者容易发生神经炎症和随后的神经元损伤。这些过程引发和激活的小胶质细胞也可能加剧病理生理变化

（四）为减少药物相关不良反应，在选择抗谵妄药物时，应根据上述药物特点及患者病情，单一或联合使用，避免单一药物剂量过大或药物蓄积造成不良反应，影响患者用药安全（药物使用及注意事项详见附录相关内容）。

二、短期应用抗精神病药物控制谵妄

（一）当患者在谵妄发生后陷入巨大的痛苦，例如出现由于幻觉和/或妄想而导致的恐惧，或者由于谵妄和躁动，可能在身体上对自己或他人造成伤害，这时应给予抗精神病药物控制谵妄[26]。

（二）有研究指出，所有的抗精神病药物均应在患者的痛苦症状得到缓解后立即终止使用。

（三）但是在临床实践中，我们建议根据患者病情和临床症状的改善程度，给予缓慢减药，并保持密切观察，避免过早停药导致症状的复燃。

（四）抗精神病药物不宜用于活动减退型谵妄的患者，在其转出 ICU 后也很少应用[27]。

三、苯二氮䓬类药物对谵妄的影响

（一）因酗酒或苯二氮䓬类药物戒断而发生成人 ICU 谵妄，首选苯二氮䓬类药物进行治疗。

（二）但苯二氮䓬类药物可能是谵妄的危险因素之一，但其原因亦可能是药物使用方法不当所致，且与药物剂量相关[28]。例如，有专家指出有时使用苯二氮䓬类药物后患者的谵妄症状无缓解，甚至加重，可能与患者本身病情恶化有关，或者与药物剂量滴定不足有关，如果此时适当增加苯二氮䓬类药物至有效剂量，或可产生更满意的治疗效果。

（三）对于其他原因引起的成人 ICU 谵妄，建议选择持续静脉输注右美托咪定或丙泊酚，以缩短谵妄持续时间（弱推荐，中等质量证据）[3]。

（四）对于因为躁动而妨碍了脱机 / 拔管（weaning/extubation）的成人 ICU 患者，建议使用右美托咪定治疗其谵妄（弱推荐，低质量证据）[4]。

四、胆碱酯酶抑制剂（临床上多用于治疗痴呆）对谵妄的影响

（一）胆碱能神经传递受损被认为是谵妄的病理生理机制，这使胆碱酯酶抑制剂成为增加乙酰胆碱水平的潜在的治疗方法[29]，但临床研究结果证明这只是一厢情愿。

（二）不建议应用卡巴拉汀（rivastigmine）来减少成人 ICU 患者谵妄发作时间（强推荐，中等质量证据）。有研究显示卡巴拉汀不仅不会降低谵妄的发生率，甚至会导致更严重的谵妄，并延长发作时间[30]。

（三）不建议应用多奈哌齐（donepezil）预防及治疗谵妄（弱推荐，中等质量证据）[10,31]。

五、其他治疗

（一）建议避免、停止或尽可能减少剂量的药物包括三环抗抑郁药、抗胆碱能药物、苯二氮䓬类药物、抗组胺药和曲马多。

（二）不建议用药治疗亚临床谵妄综合征，建议不要使用氟哌啶醇或非典型抗精神病药来治疗重症患者的亚临床谵妄综合征（弱推荐，极低质量证据）[4]。

（三）不建议使用光照疗法（bright light therapy）来减少重症患者的谵妄（弱推荐，中等质量证据）。

（四）对于有发生扭转性室性心动过速显著危险的患者（如基线存在 QTc 间期延长，患者正在服用可延长 QTc 间期的药物，或有心律失常病史的患者）不建议应用抗精神病药物（弱推荐，低质量证据），尤其是氟哌啶醇、齐拉西酮和利培酮。

六、ICU 谵妄预后

（一）ICU 谵妄患者多维度预后指标

1. 与成人 ICU 患者住院时间延长相关[3]，与患者转出 ICU 后 3 个月和 12 个月时认知损伤显著相关。

2. 与患者转出 ICU 以后的痛苦状态（post-ICU distress）和创伤后应激障碍（posttraumatic stress disorder，PTSD）无关。

3. ICU 谵妄与下列因素之间的关系尚无一致性结论：患者在 ICU 的滞留时间（length of stay，LOS），患者从 ICU 转至其他机构而非出院回家（discharge disposition to a place other than home），抑郁（depression），患者的功能 / 依赖性（functionality/dependence），死亡率（mortality）[4]。

（二）快速可逆性谵妄（rapidly reversible delirium）

1. 有研究对 102 例接受持续镇静的机械通气患者进行了谵妄评估，在出现谵妄的患者中有 12% 的人在镇静中断（sedation interruption）2 小时内迅速恢复了正常，这部分谵妄又被称为快速可逆镇静相关性谵妄（rapidly-reversible sedation–associated delirium）[32]。

2. 发生快速可逆性谵妄的患者，其预后类似于未出现谵妄的患者[29]。

（1）具有快速可逆镇静相关性谵妄的患者结局（如 ICU 和医院 LOS、出院安置和 1 年死亡率）与从未发生谵妄的患者相似。

（2）在镇静中断后谵妄持续时间超过 2 小时的患者，其临床结局较差[32]。

（3）意识水平会受镇静作用的影响，从而影响谵妄的评估。

1）与未接受镇静的患者相比，接受镇静的患者谵妄发生率可能会高出 10%～ 15%[33]。

2）因为多数患者的谵妄即使在镇静中断时仍持续存

在[32]，因此接受镇静的患者在可唤醒状态时不应忽视对其谵妄进行积极的评估。

3）临床医师应尽可能在患者最小镇静状态下对其谵妄进行筛查。

（三）撤药和/或物质戒断引发的谵妄[3]

1. 重症患者在 ICU 出现撤药反应或物质戒断反应的常见原因

（1）突然停用既往长期服用的药物。

（2）突然停用 ICU 常规治疗中的镇静药或阿片类药物。

（3）慢性酗酒、吸烟、吸毒等的患者突然停止酒精、烟草、毒品等的摄入。

2. 阿片类药物的撤药反应

（1）可在停用阿片类药物后的 12 小时内出现。

（2）可起因于给患者使用阿片受体拮抗剂（如纳洛酮，naloxone），或对阿片受体既有激动作用又有拮抗作用的药物（如纳布啡，nalbuphine，一种强效镇痛剂，镇痛效果与吗啡基本相当，能与阿片 μ、κ 和 δ 受体结合，而不与 σ 受体结合，为阿片 κ 受体激动剂 /μ 受体部分拮抗型镇痛药）。

（3）急性撤药反应的征兆与症状包括出汗、竖毛、瞳孔散大、流泪、流涕、呕吐、腹泻、腹部绞痛、高血压、心动过速、发热、呼吸急促、打哈欠、烦躁不安、肌痛、疼痛的敏感性增加以及焦虑。

（4）恢复使用阿片类药物即可使症状消失。

3. 苯二氮䓬类药物的撤药反应

（1）长期服用苯二氮䓬类药物的患者突然停药时可出现撤药反应。

（2）也可诱发于长期使用苯二氮䓬受体拮抗剂（例如氟马西尼，fumazenil，具有逆转苯二氮䓬类药物镇静的作用，可用于苯二氮䓬类药物中毒的解救，也可用于乙醇中毒的解救）[34-35]。

（3）急性撤药反应的征兆与症状包括焦虑、躁动、震颤、头痛、出汗、失眠、恶心、呕吐、肌肉痉挛、活动过度型谵妄以及偶尔痫性发作（occasionally seizures）[36]。

（4）恢复使用苯二氮䓬类药物即可使症状消失。

（5）应重视重症患者谵妄与撤药反应的关系，关注镇痛镇静药物的选择、用法、用量及镇静深度；从低剂量开始，滴定至有效镇静目标为止；定期回顾用药剂量，逐渐减量、停药，或采用不同镇静药物的序贯疗法[37]，从根本上避免撤药引起的谵妄[5]。

4. 酒精戒断症状（alcohol withdrawal symptoms，AWS）

（1）酒精使用障碍（alcohol use disorder，AUD）是世界范围内最严重的药物滥用问题，据报道住院患者的比率为20%～50%[29]。

（2）许多酒精依赖患者会表现出简单的 AWS，但可能有 20% 的患者需要给予药物治疗[29]。

（3）15%～20% 的住院患者可能存在酒精依赖[38]，而其中8%～31% 的酒精依赖患者（尤其是外科手术和创伤患者）在住院期间会发生 AWS。不幸的是，目前对 ICU 患者酒精依赖经常低估，使识别患者 AWS 的风险变得很困难。

（4）AWS 主要表现为从轻微到致命的中枢神经或自主神经功能障碍的体征或症状。

（5）在发生 AWS 的住院患者中，高达15% 的患者出现全身强直阵挛发作，5% 的患者发生危及生命的震颤性谵妄（delirium tremens，DTs）。

（6）震颤谵妄是一种合并中枢神经系统兴奋（激动、谵妄、癫痫发作等）和交感神经兴奋（高血压、心动过速、心律失常等）的症状。

（7）ICU 患者严重的 AWS 可能表现出长期呼吸机依赖和由于持续性谵妄而延长 ICU 监护时间。

（8）苯二氮䓬类药物仍是酒精戒断治疗的主要用药[39]。

第四节　处理疼痛、躁动、谵妄，改善 ICU 患者转归的策略[3-4,7]

对于成人 ICU 患者，疼痛 / 止痛、躁动 / 镇静和谵妄三者之间密切联系，相互影响和制约，共同决定了重症患者的治疗效果和转归（图2-4）[40]。管理 ICU 患者疼痛、躁动和谵妄的首要目标是持续关注患者的安全和舒适，而且避免因过度治疗或是治疗不足引起的短期或长期的并发症；所有的镇痛镇静治疗策略均应围绕着控制应激反应、降低谵妄发生率、减少谵妄危害来制订[5]。结合 ICU 实际工作需要，我们对疼痛 / 止痛、躁动 / 镇静的相关原则和注意事项进行简要介绍。

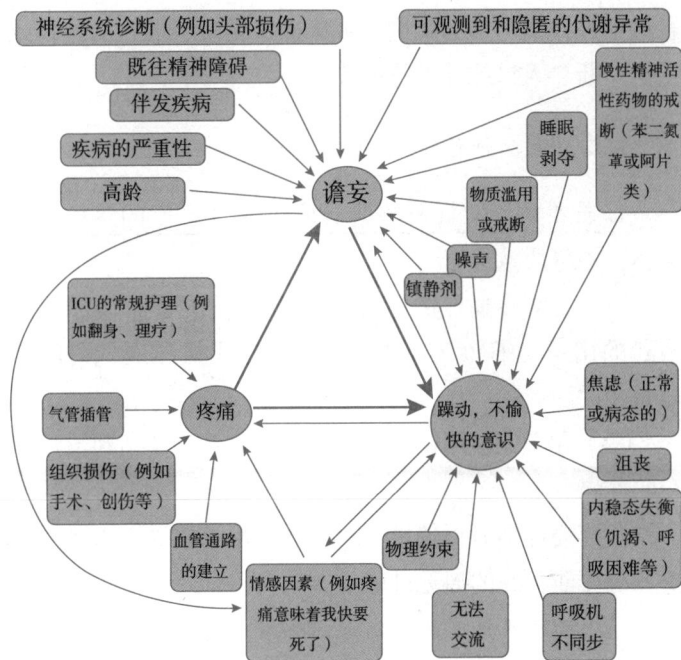

图 2-4　疼痛、躁动和谵妄的原因和相互影响[40]

一、疼痛／止痛

（一）危险因素

患者静息时的疼痛受心理因素（例如焦虑、抑郁）和人口统计学特征（年轻、一个或多个合并症，以及手术史）的影响，而在临床操作时，影响患者操作性疼痛的因素包括操作前疼痛的强度、临床操作类型、潜在的外科或创伤诊断、人口统计学特征等。

（二）疼痛评估

1. 强烈建议常规监测所有成人 ICU 患者的疼痛（强推荐，中等质量证据）。

（1）常规疼痛评估是有效管理疼痛的前提，与减少镇痛药的用量、缩短 ICU 住院时间、减少机械通气时间有显著相关。

（2）在考虑使用镇静剂之前均应该首选评估和治疗潜在的疼痛。

2. 疼痛评估时首选患者对疼痛的主观感受，必要时需要考虑可能存在的痛觉过敏[41]。

（1）能够沟通的患者可以对疼痛进行自评，患者对疼痛的自我报告（self report）被认为是"金标准"。

（2）目前常用的疼痛主观评估方法包括数字分级评分法（numeric rating scale，NRS）、视觉模拟量表（visual analog scale，VAS）和言语描述量表（verbal descriptor scale，VDS）[42]。

1）NRS 是以 0～10 共 11 点来描述疼痛强度的评分方法。

2）NRS 中，0 表示无疼痛，疼痛较强时增加点数，依次增强，10 表示最剧烈的疼痛。

3）NRS 以展示给患者看或念给患者听的方式进行评估，方法有效且简单易行，是目前公认最简便易行和最具辨别力的自我报告量表[6]。

4）VAS 对认知能力有限的老人和儿童更适用。代表不同疼痛强度的卡通图形屏蔽了年龄、性别和种族的差别，在全世界具有普适性[43]。

5）VDS 对患者的思维能力要求最高，需将疼痛感受转化为合适的语言进行表述，但此方式采用往互式交流，提供的信息最精准[6]。

3. 对于机械通气患者、运动功能完好、行为可观察但不能自己表达的成人 ICU 患者，可使用行为疼痛量表（Behavioral Pain Scale，BPS）或危重疼痛观察工具（Critical-Care Pain Observation Tool，CPOT）。

（1）未行气管插管的患者可使用 BPS-NI，该量表由 BPS 衍生而来，适用于非气管插管的 ICU 患者，监测其疼痛（脑外伤患者除外）。

（2）CPOT 也可用于拔管后患者的疼痛评估[10]。

4. 在恰当的时机，也可以由代理人（患者亲属）对其疼痛进行评估。

5.生命体征（例如心率、血压、呼吸频率、氧饱和度等）不是评估疼痛的有效指征，不适合用于疼痛评估。

（三）对操作性疼痛（procedural pain）的治疗

1.建议使用最低有效剂量的阿片类药物作为成人ICU患者操作性疼痛的管理（弱推荐，中级质量证据），准确滴定镇痛剂量，平衡阿片类药物暴露的获益和风险。

2.当阿片类药物被认为是减少操作性疼痛最合适的药物时，可考虑的阿片类药物包括芬太尼（fentanyl）、氢吗啡酮（hydromorphone）、吗啡（morphine）和瑞芬太尼（remifentanil）[3-4,44]。

3.对ICU患者应避免使用哌替啶（meperidine），因为它具有潜在的神经毒性作用[45]。

4.强烈建议对成人ICU患者进行拔除胸腔引流管、介入或其他可能导致疼痛的操作前，预先使用止痛药或非药物干预（例如放松技术），以减轻疼痛。例如，在拔除胸腔引流管之前，如果给予患者静脉注射吗啡联合放松技术[46]、静脉注射舒芬太尼（sufentanil）或芬太尼[47]镇痛，可以明显降低其疼痛得分。但不建议使用局部镇痛药或一氧化二氮（nitrous oxide）（弱推荐，低质量证据）。

5.成人ICU患者操作疼痛管理中不使用吸入挥发性麻醉剂（inhaled volatile anesthetics）（强推荐，极低质量证据）。

6. 对成人 ICU 患者进行单次或非常规的操作时，建议通过静脉、口服或者直肠给予非甾体抗炎药作为阿片药物的替代选择，以进行疼痛的管理；但不建议使用非甾体外用凝胶（NSAID topical gel）来处理成人 ICU 患者的操作性疼痛（弱推荐，低质量证据）[4]。

7. 强烈建议对于腹部主动脉瘤术后患者应用胸段硬膜外麻醉 / 镇痛；对于创伤性肋骨骨折患者应用胸段硬膜外止痛（弱推荐，中等质量证据）；不推荐对内科 ICU 患者的全身疼痛使用椎管 / 局部镇痛[3]。

（四）支持采用多模态药物疗法（multimodal pharmacotherapy）

建议联合应用非阿片类镇痛药来减少阿片类药物的用量，以降低成人 ICU 患者疼痛强度和阿片类药物消耗及其副作用（如镇静、谵妄、呼吸抑制、肠梗阻和免疫抑制等）（弱推荐，低质量证据）。

1. 阿片类药物为强效中枢镇痛剂之一，具有镇痛效果强、起效快、可调性强、价格低廉等优点，是 ICU 患者疼痛管理中的基本药物。

2. 不同阿片类药物作用的阿片类受体及药理特点不同，应根据患者具体情况选择合适的药物[10]。

3. 对于非神经病理性疼痛的治疗，强烈建议静脉应用阿片类药物作为一线首选（强推荐，低质量证据）[3]。

4. 对于神经病理性疼痛的治疗，强烈建议口服或鼻饲加巴喷丁、卡马西平或普瑞巴林，联合应用阿片类药物（强推荐，中级质量证据）[4]。

5.建议使用神经病理性疼痛治疗药物（加巴喷丁、卡马西平、普瑞巴林）联合阿片类药物用于以下情况：

（1）心血管手术后成人 ICU 患者的疼痛管理（弱推荐，低质量证据）。

（2）格林巴利综合征重症患者的疼痛管理，以降低阿片类药物的用量。

上述药物只能口服或鼻饲，需要患者具有一定的肠道吸收功能；需注意其对患者产生的镇静作用和认知功能的潜在影响[4]。

6.建议使用对乙酰氨基酚（acetaminophen）（静脉注射、口服或直肠）、奈福泮或低剂量氯胺酮［1～2μg/（kg·h）］作为阿片类药物的辅助用药（弱推荐，极低质量证据）[4]。例如，对于外科 ICU 术后或者心脏手术后的疼痛患者，静脉注射对乙酰氨基酚联合阿片类药物被证明也是安全和有效的[48-50]。

7.建议不要常规使用静脉注射利多卡因、选择性环氧合酶 –1（COX-1）非甾体抗炎药（NSAID）作为成人 ICU 患者疼痛管理中阿片类药物的辅助用药（弱推荐，低质量证据）[4]。

（五）成人 ICU 患者疼痛管理中的非药物干预

1.建议为患者提供按摩缓解疼痛（每天 1～2 次，每次 10 ～ 30 分钟，按摩患者手脚和背部或者只按摩手部，连续按摩 1 ～ 7 天）（弱推荐，低质量证据）。

2. 建议为患者提供音乐治疗以缓解其操作性或非操作性疼痛（弱推荐，低质量证据）。

3. 建议为患者提供冷疗（cold therapy）以缓解其操作性疼痛。操作方法：冰袋冷敷 10 分钟，并用纱布将冰袋包绕在胸管周围的身体区域，直至拔除胸管（弱推荐，低质量证据）。

4. 建议为患者提供放松技术（relaxation technique）以缓解其操作性疼痛，但不同研究采取的放松技术并不一致（弱推荐，极低质量证据）。

5. 建议不要使用网络治疗（cyber therapy）（虚拟现实）或催眠（弱推荐，极低质量证据）。

二、躁动／镇静

（一）躁动的定义

躁动是一种伴有不停动作的易激惹状态，或是一种伴随着挣扎动作的极度焦虑状态。在综合 ICU 中，70% 以上的患者发生过躁动[10]。

（二）躁动的原因

最易使重症患者躁动、焦虑的原因依次为：疼痛、失眠、经鼻或经口腔的各种插管、失去支配自身能力的恐惧感以及身体其他部位的各种管道限制等[10]。

（三）躁动的危害

躁动可导致患者与呼吸机对抗，增加耗氧量，意外拔除身上的各种装置和导管，甚至危及生命。

（四）镇静的收益与风险

1.镇静剂经常被用于缓解患者的焦虑、机械通气的应激，以及预防躁动相关的伤害等。

2.但镇静药物的使用也可能增加重症患者的并发症。

3.医护人员须明确镇静药物使用的适应证。

4.推荐实施镇静治疗前后应该常规评估患者的器官功能状态和器官储备能力[10]。

（五）评估镇静水平

如果患者需要使用镇静药，应当评估患者当前的镇静水平，并在用药后定期使用有效、可靠的量表评估患者的镇静状态。

（六）对深度镇静需要的评估

对处于应激急性期、器官功能不稳定的患者，宜给予较深镇静以保护器官功能，这些情况主要包括[10]：

1.癫痫持续状态。

2.机械通气人机严重不协调。

3.外科需严格制动者。

4.严重颅脑损伤有颅高压。

5.严重急性呼吸窘迫综合征（acute respiratory distress syndrome，ARDS）早期短疗程神经肌肉阻滞剂、俯卧位通气、肺复张等治疗时作为基础。

6.任何需要应用神经肌肉阻滞剂治疗的情况，都必须以充分的深度镇痛镇静为基础。

（七）主观镇静监测

评估成人ICU患者镇静质量与深度，建议选择Richmond躁动－镇静评分（Richmond Agitation–Sedation Scale，RASS）[51]与镇静－躁动评分（Sedation–Agitation Scale，SAS）[3]。

（八）客观镇静监测

1.对于深镇静或应用肌松药物（神经肌肉阻滞剂）的成人ICU患者，由于无法对其进行主观镇静监测，建议使用客观脑功能监测作为补充。例如脑电双频指数（bispectral index，BIS），更适合镇静药物滴定，对浅镇静也有潜在的益处。

2.当无法使用镇静评估量表进行主观评估时，BIS监测可用以改善镇静药物的滴定[4]。

3.对于未用肌松药物的清醒患者，不推荐客观脑功能检测方法[3]。

（九）重新评估疼痛、躁动和谵妄

1.危重患者躁动可能是因为疼痛控制不足、焦虑、谵妄、呼吸机不同步。

2.对于上述患者疼痛、躁动和谵妄的监测和治疗通常需要进行重新评估。

3. Meta 分析表明，与常规治疗相比，基于镇痛治疗的疼痛和镇静评估和管理方案降低了镇静需求、机械通气时间、ICU 住院时间和疼痛强度。

（十）镇痛为先，辅以镇静

1. 只有在使用特定的药物和非药物疗法解决了疼痛和谵妄后才应考虑使用镇静剂[40]。

2.对接受机械通气的成人 ICU 患者建议镇痛为先，辅以镇静。

（十一）滴定至轻度镇静水平

1.特定的镇静药及其输注模式会对 ICU 患者的预后产生重要影响，例如 90 天的死亡率、躯体功能、神经认知及心理状态[4]。

2.强烈建议对成人 ICU 患者用滴定（titrated）的方法进行镇静，并维持在轻度镇静水平而非深度水平（弱推荐，低质量证据），或可缩短机械通气时间，缩短 ICU 患者 LOS。

3. 2013 年的 PAD 将"浅镇静"定义为 RASS 大于或等于 –2，以及睁眼至少维持 10 秒[52]，但与 ICU 机械通气患者实际所需的镇静程度相比，这种定义所谓的"浅镇静"其实并不浅，而且浅镇静的定义尚未达成共识。

4. 2018 年的 PADIS 中，浅镇静的定义是 RASS 为 –2 至 +1（或其他等效的评估量表评估）[4]。

（十二）eCASH——以患者为中心的舒适化浅镇静策略

1. 即使在 ICU 治疗的早期阶段，过度的深镇静仍与 ICU 患者不良的预后有关。早期深镇静与 ICU 患者的病死率、认知能力下降、精神类疾病等不良预后相关，这种后果需要尽力避免，但临床对照研究发现，深镇静在 ICU 仍非常普遍[53]。

2. 世界重症医学联盟（World Federation Critical Care Medicine，WFCCM）主席 Jean–Louis Vincent 在 2016 年提出了 eCASH 概念[24]，其取自 "early Comfort using Analgesia，minimal Sedatives，and maximal Humane care" 的首字母组合，即"使用镇痛、最小化镇静和最大化人文关怀"，以期患者获得早期舒适化。

3. eCASH 概念强调早期实施（时间因素是 eCASH 的关键组成部分）、普适性（此贯序性的干预措施适用于所有的患者）、简化并改进以患者为中心（patient–centred）的护理。

4. 浅镇静强调 3C 原则。

（1）在理想的情况下，应将患者在任何时候都维持在平静的（Calm）、舒适的（Comfortable）且可以配合（Cooperative）医护和家人的状态下。

（2）具体来说，患者为清醒状态，可保持眼神交流，可以与医护人员和家庭成员进行交流，并且可以进行（帮助患者恢复功能的）物理治疗和／或作业治疗，但也可以允许其在无干扰的情况下渐渐入睡。

（3）此镇静状态相当于 RASS 中的 –1/0[54]，已经明确与较好的临床预后相关[55]。

5. 这个过程需要给予有效的镇痛。同时 eCASH 强调：如果镇痛和浅镇静不能使患者平静、配合，需立即明确并纠正治疗失败的原因，尽量避免出现镇静不足与过度镇静所带来的副作用[16]。

6. 这是一种以患者和家属为中心的目标导向滴定式镇静，目的是使 ICU 患者在无深度镇静指征的前提下，采用早期充分镇痛以最小化镇静药物剂量，并辅以尽可能最大化的人文关怀（如改进自然睡眠质量、早期锻炼，以及患者同医护人员和家属共同参与的良好交流等）而使 ICU 患者达到最优化舒适度的策略。

（十三）镇静药物的选择

1. 在对机械通气的成人 ICU 患者进行镇静时，首先考虑丙泊酚或右美托咪定（非苯二氮䓬类药物），而不是苯二氮䓬类药物（如咪达唑仑或劳拉西泮），以改善临床结局（弱推荐，中等质量证据）[3]。

2. 非苯二氮䓬类药物

（1）对心脏手术后接受机械通气的成人 ICU 患者进行镇静时，建议选择丙泊酚而不是苯二氮䓬类药物。

（2）与苯二氮䓬类药物比，丙泊酚停药后苏醒时间更短，保留气管插管时间更短[56]。

（3）需注意丙泊酚和右美托咪定有导致心动过缓、低血压的副作用（但未必达到需要干预的程度）。

（4）当丙泊酚长期大剂量应用时，需注意丙泊酚输注综合征（propofol infusion syndrome，PRIS）的风险，甚至有时也可能发生在低剂量输注时[57]。

（5）注射异丙酚的 PRIS 发生率约为 1%[58]，但其死亡率很高（高达 33%）。

（6）即使停止输注也可能发生[59]，因此早期识别 PRIS 并停用异丙酚对疑似 PRIS 患者至关重要[3]。

（7）右美托咪定更容易使患者保持清醒，谵妄发生率更低，机械通气时间更短，但无法达到深镇静目标[6]。

（8）当需要深度镇静时（有或没有神经肌肉阻滞），右美托咪定可能不是首选药物（preferred unique sedative）[4]。

（9）氯胺酮可增强交感神经兴奋性，升高血浆儿茶酚胺水平，降低谵妄发生率，但不能降低机械通气患者对血管加压素的依赖、缩短住 ICU 时间[60]。

3. 苯二氮䓬类药物

（1）此类药物在深度镇静、遗忘或联合治疗来减少其他镇痛药的使用方面是必需的[61]。

（2）此类药物仍然是 ICU 患者管理兴奋激动的重要药物，特别是用于焦虑、癫痫发作、严重脑损伤、难以控制的躁动以及酒精和苯二氮䓬类药物戒断治疗。

（3）与丙泊酚和右美托咪定相比，苯二氮䓬类药物容易出现药物过量及延长机械通气时间等问题[62]。

（4）使用时最好采取滴定的模式，应间断给予，而非持续输注，否则会增加谵妄的发生率[63]。

（十四）非药物干预

1. 身体约束（physical restraints）经常应用于成人 ICU 患者。

2. 根据 ICU 患者护理人员的报告，应用身体约束可以预防患者自己拔管、自行移除医疗设备，避免坠床，保护医务工作者免受暴躁患者的攻击。

3. 但尚无研究证明身体约束的有效性和安全性（意外拔管和更严重的躁动）[4]。

三、镇痛镇静实施流程

2018 年中华医学会重症医学分会颁布了《中国成人 ICU 镇痛和镇静治疗指南》[10]，提出了镇静镇痛实施流程（图 2-5）。

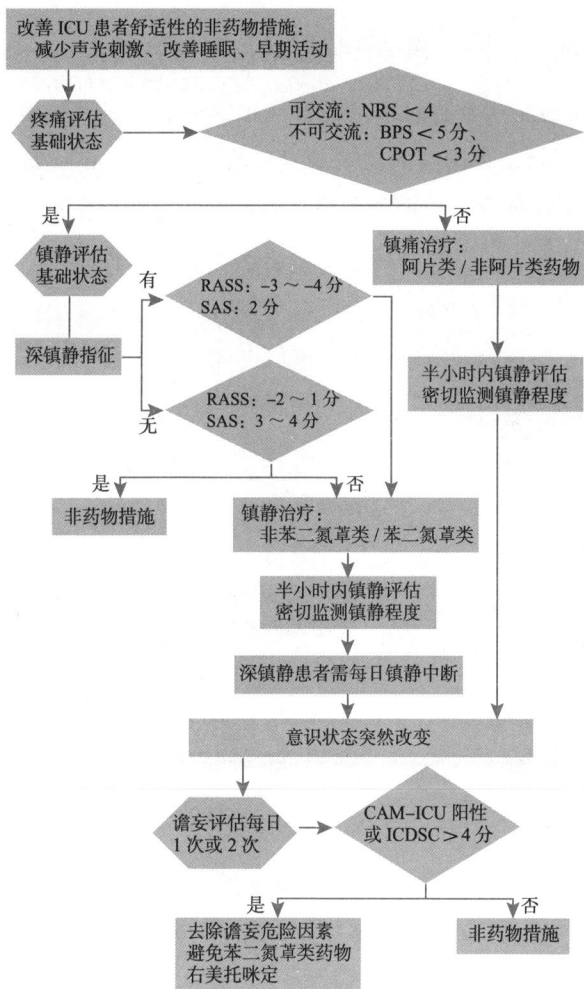

图 2-5 《中国成人 ICU 镇痛和镇静治疗指南》镇静
镇痛实施流程[10]

四、疼痛、躁动和谵妄的协同处置流程

Reade 等在探讨重症监护的镇静和谵妄问题时提出了疼痛、躁动和谵妄的协同处置流程[40]（图 2-6），该流程结合了镇痛剂、抗谵妄药物、镇静剂和非药物干预技术的

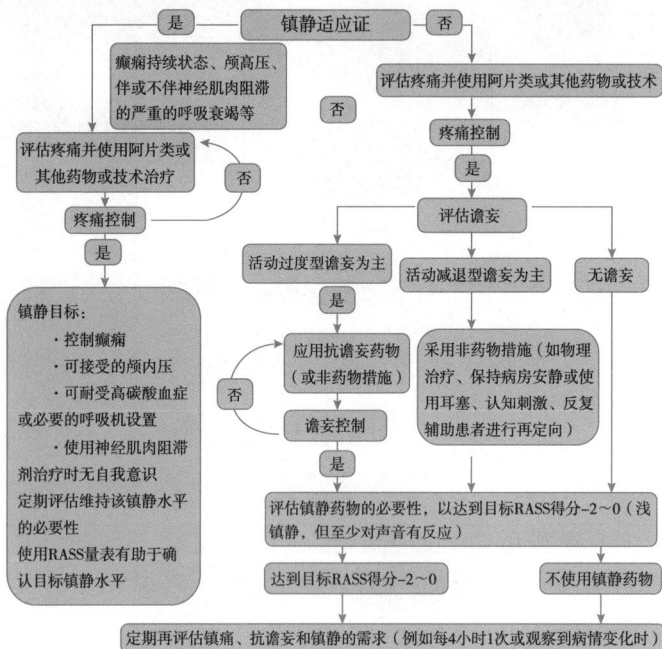

图 2-6　疼痛、躁动和谵妄的协同处置流程图[40]

RASS 即 Richmond 躁动 – 镇静评分，评分范围为 –5 ~ +4，负分值越高，代表镇静程度越深，正分值越高，代表躁动加剧，0 代表平静和警觉性正常

使用，建议在临床应用中需根据每个患者不同的个体情况。例如，对于适合快速拔管且谵妄风险较小的手术患者，可以仅给予镇痛和快速减量的镇静干预。

第五节　制动与睡眠

谵妄的防治是一个多项目、多目标、多手段组成的系统诊疗方案，既涵盖了 ICU 固有环境的改进，又包含了重症康复的理念[5]。2018 年的 PADIS 除了对 2013 年的 PAD 进行了更新，还增加了两个与临床紧密相关的内容：制动（immobility）（康复运动）和睡眠（sleep），因其与谵妄的密切相关性，一并简述如下。

一、制动（康复运动 / 活动，rehabilitation/mobility）

（一）定义

1. **康复运动**（rehabilitation）是一套旨在改善患者功能和减少患者残疾的干预措施。

2. **活动**（mobilization）是康复运动中的一种干预方式，可以促进患者活动、燃烧能量，以改善患者的预后。

3. 正如 2013 年 PAD 所强调的，康复运动 / 活动本身是一种很有益的谵妄管理策略[3]。

（二）ICU获得性衰弱（ICU-acquired weakness, ICUAW）

1. ICUAW是幸存的危重患者经常要面对的长期后遗症之一。

2. 重症患者ICUAW发生率为25%～50%，并且可能对患者的长期生存（long-term survival）、躯体功能和生活质量产生不良影响[64-66]。

3. ICUAW的重要危险因素是卧床（bed rest）[64]。

4. ICU患者ICUAW和机体功能可通过康复运动/活动改善，且其安全性、可行性及益处已经通过评估。

（三）疗效与获益

1. 建议成人ICU患者进行康复运动/活动（弱推荐，低质量证据）。

2. 研究表明，虽然康复运动/活动对院内死亡率或短期躯体功能指标没有影响，但可以显著改善出ICU时患者的肌力，并减少机械通气时间；还可以使患者出院后2个月的健康生活质量在一定程度上得到改善[4]。

3. 安全性高。患者在机体康复运动/活动期间一般不会发生严重的安全事件或伤害，不良事件发生率非常低。

4. 值得一提的是，患者自身对康复运动/活动的获益亦十分重视。

（四）启动康复运动 / 活动（在床上或离床进行）的指征

1. 患者心血管系统、呼吸系统及神经系统的状态保持稳定。

2. 如果患者在应用血管活性药物或机械通气条件下能维持稳定状态，依然可以考虑启动康复运动 / 活动。

（五）停止康复运动 / 活动（在床上或离床进行）的指征

1. 患者新出现心血管系统、呼吸系统、神经系统状态不稳，且病情进一步恶化。

2. 当患者出现坠床（fall）、医疗设备的移除 / 故障（removal/malfunction），以及患者处于痛苦状态（distress）时，应停止康复运动 / 活动。

二、睡眠紊乱（sleep disruption）

睡眠不佳是许多重症患者的普遍问题和痛苦之源。重症患者的睡眠紊乱会很严重，其特征为睡眠碎片化（sleep fragmentation）、昼夜节律异常、浅睡眠增加（N1 期）以及慢波睡眠与快速动眼睡眠（rapid eye movement，REM）减少。危重疾病、药物、谵妄、脑灌注和睡眠之间复杂的相互作用，日益成为研究的焦点。除了引起痛苦情绪，睡眠剥夺（sleep deprivation）还可能导致 ICU 谵妄[67]、机械通气时间延长、免疫功能紊乱[68]和神经认知功能障碍等。

（一）谵妄与睡眠

1. 谵妄可能不会影响成人 ICU 患者总睡眠时间、睡眠效率或睡眠碎片化，但可能引起患者 REM 睡眠减少。

2. 谵妄与患者睡眠昼夜节律紊乱的恶化和日间睡眠的增多有关。

3. 谵妄对患者主观睡眠质量、浅睡眠时间（N1 期 +N2 期）和深睡眠时间（N3 期）比例的影响尚不明确。

（二）危险因素

1. 在家睡眠质量差或需要药物辅助睡眠的患者，在 ICU 内更有可能抱怨糟糕的睡眠质量。

2. 疼痛、环境刺激、医疗保健的干扰（healthcare-related interruptions）、心理因素、呼吸因素以及药物等均会影响患者在 ICU 的睡眠质量。

（三）成人 ICU 患者睡眠特征（与健康人的正常睡眠相比较）

1. 成人 ICU 患者总睡眠时间和睡眠效率尚可；睡眠碎片化、浅睡眠时间（N1 期 +N2 期）比例增加；与夜间相比，日间睡眠时间增加，深睡眠时间（N3 期 +REM）比例降低；主观睡眠质量降低。

2. 在成人 ICU 患者中使用机械通气可能会使睡眠碎

片化、睡眠结构和昼夜节律（日间睡眠）进一步恶化，但这些影响尚需进一步研究。

3. 与无机械通气相比，呼吸衰竭患者接受机械通气后可以改善睡眠效率并减少睡眠碎片化（但数据有限）。

（四）监测

1. 建议不要在危重患者中常规使用生理性睡眠监测（physiologic sleep monitoring）（弱推荐，极低质量证据）。

2. 生理监测是指使用体动记录仪（actigraphy）、双频谱分析（bispectral analysis）、脑电图（electroencephalography）和多导睡眠图（polysomnography）来确定患者是睡着的还是清醒的。

3. 生理性睡眠监测不包括非正式的床旁主观评估，以及类似理查兹–坎贝尔睡眠量表（Richards Campbell Sleep Questionnaire）这样的经过验证的测量工具。

（五）改善睡眠的药物干预

1. 尚无应用褪黑素（melatonin）改善成人 ICU 患者睡眠的推荐（无推荐，极低质量证据）。虽然褪黑素的副作用相对较少（例如轻度镇静和头痛），且价格便宜，但由于现在仅有 2 个小型研究报告了褪黑素对睡眠质量的轻微改善，尚不足以支持指南对其做出推荐。

2. 尚无夜间应用右美托咪定改善成人 ICU 患者睡眠的推荐（无推荐，极低质量证据）。虽然有研究显示：与安慰剂相比，右美托咪定可以增加 2 期睡眠，减少 1 期睡眠，但并不能减少睡眠碎片化，也不能增加深睡眠或快速眼动睡眠。

3. 然而，如果需要在夜间对一个血流动力学稳定的成人 ICU 患者输注镇静剂，右美托咪定可能是一个合理的选择，因为它有改善睡眠结构的潜力[4]。

4. 建议不要使用丙泊酚来改善成人 ICU 患者的睡眠（弱推荐，低质量证据）。研究显示：与安慰剂相比，丙泊酚没有明显改善睡眠；丙泊酚与抑制快速眼动、血流动力学的副作用及呼吸抑制有关，以至于有时不得不使用机械通气[69-71]。

（六）改善睡眠的非药物干预

1. 与压力支持通气（pressure support ventilation）相比，建议夜间使用辅助控制通气（assist-control ventilation）改善成人 ICU 患者的睡眠（弱推荐，低质量证据），但对适应性通气模式（adaptive mode of ventilation）没有推荐。

2. 对于需要无创通气（noninvasive ventilation，NIV）改善睡眠的 ICU 患者，建议使用 NIV 专用呼吸机或标准 ICU 呼吸机（弱推荐，极低质量证据）。

3. 建议夜间不要使用芳香疗法（aromatherapy）、穴位按摩（acupressure）或音乐疗法来改善成人 ICU 患者的睡眠［弱推荐，低质量证据和极低质量证据（音乐疗法）］。

4. 建议夜间使用减少噪声和灯光的策略，以改善成人

ICU 患者的睡眠（弱推荐，低质量证据）。

（七）改善睡眠的方案

1.建议采取多元的改善睡眠的方案（multicomponent protocol）（弱推荐，极低质量证据）。

（1）不同的研究采用了不同的方案改善睡眠，例如为患者提供耳塞和眼罩、播放舒缓的音乐等。

（2）一项针对开胸手术患者的小型 RCT 研究显示，耳塞、眼罩和舒缓音乐改善了睡眠质量[72]。

2.多个研究的综合分析表明，采用改善睡眠方案可以全面降低谵妄的发生率[73-75]。

（八）预后

1.尽管成人 ICU 患者谵妄与睡眠质量相关，但其因果关系尚不明确。

2.成人 ICU 患者睡眠质量与其机械通气时间、ICU 滞留时间以及 ICU 死亡率之间的关系尚不明确。

3.成人 ICU 患者睡眠质量和昼夜节律的改变对其 ICU 出院以后转归的影响尚不明确。

总之，推荐采取多学科 ICU 团队协作方式，包括为工作人员提供培训、提前印制治疗方案或将方案计算机化，或准备 ICU 查房质量检查表等，以便对成人 ICU 疼痛、躁动、谵妄、制动、睡眠等处理指南或规范在临床的顺利开展，这对预防和管理 ICU 谵妄是十分必要的。

第六节 ICU谵妄未来重要的研究领域和方向[29]

一、开发和验证用于危重病患者谵妄筛查/诊断的客观工具，例如EEG、基于计算机的应用程序。

二、研究谵妄的病理生理学及其与长期认知衰退的机制关系。

三、开发新模型，以改善谵妄表型（phenotyping）。

四、研究影响预后的可归因的谵妄风险因素；超越相关关系（associations），获得因果关系（causal inferences）。

五、阐明谵妄的生物标志物并将其纳入预测模型中。

六、对于ICU患者，亟须大型随机对照试验。

七、研究抗精神病药物治疗谵妄和长期预后的安全性和有效性。

八、研究优化睡眠（非药理学或药理学）治疗谵妄及其长期预后的安全性和有效性。

九、研究认知训练和体能训练治疗谵妄及其长期预后的安全性和有效性。

十、研究交替镇静模式（右美托咪定、可乐定、丙泊酚、全麻药物）治疗谵妄及其长期预后的安全性和有效性。

十一、ICU护理的人性化，特别是家庭参与和其他非药物干预（如约束）对谵妄和患者及其家庭长期预后的作用。

患者男性，51 岁，主因"多饮多食 3 年，胸闷 5 天，腹痛、意识不清 2 天"入院。

现病史：患者多饮多尿 3 年，未监测及控制血糖，入院 2 年前曾因酮症酸中毒、昏迷住院治疗，后出院，具体不详。入院 5 天前，患者自觉胸闷、气短，入院 3 天前呼吸困难加重，入急诊测血糖 26.54mmol/L，血气分析提示 pH 6.9、PCO_2 16.4mmHg、PO_2 58.7mmHg，尿酮体阳性，诊断为酮症酸中毒，急诊给予吸氧、补液、控制血糖等对症处理。2 天前患者出现腹痛、血氧饱和度下降（90% 以下）、昏迷，给予气管插管后机械通气，收入重症医学科。

既往史：10 年前因车祸外伤行脾切除术；发现高血压 5 年，口服硝苯地平控释片，血压控制在（150 ~ 160）/（80 ~ 90）mmHg，服药不规律；4 年前被诊断为帕金森病，未规律服药；饮酒 20 年，每日约 150g 白酒（52°）。

诊疗经过：入科后查腹部 CT 提示肝内多发占位，胸部 CT 提示双肺多发感染伴实变、双侧胸腔积液。行超声引导下肝脓肿穿刺引流术，黄白色脓液培养结果提示肺炎克雷伯菌。经抗感染等治疗 10 天后，患者生命体征平稳、意识好转，给予拔除气管插管。当日白天患者意识清醒，对答切题，情绪稳定，晚间患者突然出现言语混乱、词不达意、思维跳跃、难以交流、答非所问，对个人发病过程记忆混乱，以为自己身处家中，看到病房的天花板有许多红色斑纹，认为医护人员是特工，被派来监视、迫害自己。次日白天上述症状有所缓解，但夜间症状再次加重，并逐渐出现躁动不安、惊恐万分。

1. 如果考虑患者发生谵妄，该谵妄类型为（　　　）。

　A. 活动过度型谵妄

　B. 活动减退型谵妄

　C. 混合型谵妄

　D. 安静型谵妄

2. 该患者谵妄的独立危险因素包括（　　　）。

　A. 高血压

　B. 机械通气

　C. 代谢性酸中毒

　D. 昏迷

E. 以上均是

3. 该患者发生谵妄后亟须进一步完善的首要检查或检验是（　　　）。

　A. 头颅核磁共振平扫

　B. 血气分析

　C. 急诊生化

　D. 快速血糖

　E. 血、尿、便常规

4. 患者完善相关检查、检验，各项结果未见明显异常，引起该患者谵妄最可能的原因是（　　　）。

A. 药物

B. 制动

C. 感染

D. 惊恐发作

E. 撤药反应或酒精戒断

5. 针对患者目前的病情，首选的治疗药物是（　　　）。

　A. 氟哌啶醇

　B. 奥氮平

　C. 苯二氮䓬类药物

　D. 右美托咪定

　E. 丙泊酚

6. 如果患者由于长期饮酒而肝功能明显异常，建议选择的苯二氮䓬类药物是（　　　）。

　A. 地西泮

　B. 艾司唑仑

　C. 氯硝西泮

　D. 劳拉西泮或奥沙西泮

　E. 阿普唑仑

7. 如果在神经专科查体中发现患者除了谵妄、意识错乱表现，还存在眼肌麻痹、眼球震颤、共济失调等症状，下列哪项叙述不正确？（　　　）

　A. 头颅核磁共振有助于确定诊断

　B. 患者输入葡萄糖注射液之后需肌内注射维生素
　　B_1 注射液

C. 静脉输注维生素 B_1（硫胺素）注射液可能属于超说明书用药

D. 应该注意维生素 B_1（硫胺素）注射液过敏反应的发生

E. 需考虑韦尼克脑病的诊断

8. 经过上述治疗后患者症状明显好转，但仍间断出现幻觉、妄想，建议加用下列哪一种抗精神病药物？（　　）

A. 奥氮平

B. 喹硫平

C. 利培酮

D. 氟哌啶醇

E. 氯氮平

答案解析

1.答案：A。患者的症状表现符合DSM-5所描述的谵妄的特征：注意力和意识的紊乱（注意维持困难，难以交流，并且答非所问，意识内容出现紊乱）、认知功能紊乱（时空定向障碍，无法识别医护人员的身份，记忆障碍等）、症状的波动性（一般晨轻暮重，又称为"落日现象"）、明显的幻觉（天花板的红色斑纹）和妄想（被监视、被迫害）、有多种谵妄的危险因素等。其中，患者开始出现明显的躁动、惊恐、言语混乱、幻觉、妄想等症状符合活动过度型谵妄的特征。

2. 答案：E。ICU 谵妄的 11 个独立危险因素：年龄，痴呆，高血压，急诊手术，创伤，APACHE Ⅱ，机械通气，代谢性酸中毒，谵妄病史，昏迷，多器官功能衰竭。对该患者而言，谵妄的独立危险因素主要包括高血压、手术、机械通气、代谢性酸中毒、昏迷等。

3. 答案：D。当患者出现谵妄时，首先需要积极寻找诱发谵妄的潜在病因，如急性脑血管病（头颅核磁共振检查）、酸中毒（血气分析）、多器官功能障碍（急诊生化）、感染、贫血（血、尿、便常规）等。该患者既往有糖尿病、酮症酸中毒，目前给予强化降糖治疗，亟须除外潜在的低血糖风险，所以最亟须完善（且最为便捷）的检验是快速血糖。

4. 答案：E。该患者符合谵妄诊断，根据病情转归分析谵妄诱因：患者肝脓肿已外科引流，体温降低，感染症状明显好转；生命体征趋于稳定，已撤离呼吸机。故考虑谵妄诱发因素为非重症相关谵妄。患者既往有长期饮酒史，目前为镇痛镇静药物撤离阶段，故考虑谵妄的原因主要为撤药反应或酒精戒断反应。

5. 答案：C。目前控制谵妄的常用药物包括右美托咪定、氟哌啶醇、喹硫平、奥氮平等。苯二氮䓬类药物可能是谵妄的危险因素之一，因此尽量避免使用；但因酗酒或苯二氮䓬类药物戒断而发生成人 ICU 谵妄，首选苯二氮䓬类药物进行治疗；对于其他原因引起的成人 ICU 谵妄，建议选择持续静脉输注右美托咪定或丙泊酚，以缩短谵持续时间。

6.答案：D。长期饮酒患者肝功能异常较为常见，对于肝功能明显异常者，建议选择劳拉西泮或奥沙西泮，因为这两种苯二氮䓬类药物无中间活性代谢产物，较其他苯二氮䓬类药物相对安全，对肝功能影响较小，但对于既往有癫痫病史或者酒精戒断癫痫发作高风险患者，尽量避免使用奥沙西泮（临床印象）。对于既往有癫痫病史或癫痫发作的高风险人群建议选用长效制剂，如地西泮，可显著减少癫痫再发作。

7.答案：B。韦尼克脑病（Wernicke encephalopathy，WE）或 Wernicke-Korsakoff 综合征是由于维生素 B_1（硫胺素）注射液严重缺乏引起的严重营养代谢性脑病，常见病因为慢性酒精中毒和妊娠剧吐患者。典型的 WE 出现眼外肌麻痹、精神异常及共济失调 3 组特征性症状。但不到16% 的患者具有典型的三联征，所以 WE 常被误诊和漏诊。头颅 MRI 检查是诊断 WE 的理想工具，早期诊断较敏感，表现为乳头体、第三脑室、丘脑中背侧核、中脑导水管周围区域对称性异常信号影。通过及时发现、早期治疗，WE 患者可以完全恢复，治疗不及时可以遗留眼震、共济失调、智能下降和精神异常，严重时可致死。

治疗 WE 主要是肌内注射维生素 B_1 注射液，尤其是在输注葡萄糖之前更应如此（因为维生素 B_1 参与糖代谢，输入葡萄糖注射液后会进一步消耗体内不足的维生素 B_1，加重 WE 的症状）。2010 年《韦尼克脑病的诊断、治疗和预防的 EFNS 指南》（EFNS guidelines for diagnosis, therapy and prevention of Wernicke encephalopathy）中推荐维生素 B_1（硫胺素）适用于疑似或明显 WE 的治疗，而且应该在服用任何碳水化合物之前，每日 3 次，每次 200mg，最好静脉注射。但鉴于应用维生素 B_1 注射液可能出现的过敏反应，药物说明书未提及静脉给药，一般给予肌内注射，为安全起见，建议皮试。明确诊断 WE 后立即给予大剂量的维生素 B_1 注射液肌内注射，剂量平均为 200mg/d，分 2 次给药，但还要根据病情的变化和程度，有时剂量甚至可调整为 400mg/d，分 2 次给药，或者是每次 100mg，每日 3 次；1～2 周后减量或改为口服给药治疗。再次强调该药可能引起过敏反应（有致死的报道），尤其是使用大剂量维生素 B_1 时更应该加强监护，做好急救准备。

8. 答案：B。题目中的 5 种药物均能控制患者的精神症状，但需要注意患者既往有帕金森病史，喹硫平和氯氮平对帕金森病的副作用最小（这两种药物与多巴胺 D_2 受体亲和力相对较低），但氯氮平有潜在的粒细胞减少的副作用，在应用早期需要监测血常规，因此推荐更安全的喹硫平。然而有 Meta 分析表明：匹莫范色林（pimavanserin）作为一种 5-HT2A 选择性反向激动剂，因其高选择性而较目前其他抗精神病药的副作用更少，更适用于帕金森病患者伴有幻觉和妄想等精神症状的治疗。

参考文献

［1］Ely E W，Inouye S K，Bernard G R，et al. Delirium in mechanically ventilated patients: validity and reliability of the confusion assessment method for the intensive care unit（CAM-ICU）［J］. JAMA，2001，286（21）: 2703-2710.

［2］Ouimet S，Kavanagh B P，Gottfried S B，et al. Incidence, risk factors and consequences of ICU delirium ［J］. Intensive Care Med，2007，33（1）: 66-73.

［3］Barr J，Fraser G L，Puntillo K，et al. Clinical practice guidelines for the management of pain, agitation, and delirium in adult patients in the intensive care unit ［J］. Crit Care Med，2013，41（1）: 263-306.

［4］Devlin J W，Skrobik Y，Gélinas C，et al. Executive Summary: Clinical Practice Guidelines for the Prevention and Management of Pain, Agitation/Sedation, Delirium, Immobility, and Sleep Disruption in Adult Patients in the ICU ［J］. Crit Care Med，2018，46（9）: 1532-1548.

［5］汤铂. 重症患者谵妄管理专家共识［J］. 中华内科杂志，2019，2（58）: 108-118.

［6］汤铂，陈文劲，蒋丽丹，等. 重症后管理专家共识［J］. 中华内科杂志，2023，62（5）: 480-493.

［7］杨磊，张茂.2013年美国ICU成年患者疼痛、躁动和谵妄处理指南［J］.中华急诊医学杂志，2013，22（12）：1325-1326.

［8］Zaal I J, Devlin J W, Peelen L M, et al. A systematic review of risk factors for delirium in the ICU［J］. Crit Care Med, 2015, 43（1）: 40-47.

［9］Balas M C, Vasilevskis E E, Burke W J, et al. Critical care nurses' role in implementing the "ABCDE bundle" into practice［J］. Crit Care Nurse, 2012, 32（2）: 35-48.

［10］中华医学会重症医学分会.中国成人ICU镇痛和镇静治疗指南［J］.中华危重病急救医学，2018，6（30）：497-514.

［11］Hodgson C L, Berney S, Harrold M, et al. Clinical review: early patient mobilization in the ICU［J］. Crit Care, 2013, 17（1）: 207.

［12］Amidei C, Sole M L. Physiological responses to passive exercise in adults receiving mechanical ventilation［J］. Am J Crit Care, 2013, 22（4）: 337-348.

［13］Bailey P, Thomsen G, Spuhler V, et al. Early activity is feasible and safe in respiratory failure patients［J］. Crit Care Med, 2007, 35（1）: 139-145.

［14］Morandi A, Brummel N E, Ely E W. Sedation, delirium and mechanical ventilation: the "ABCDE" approach [J]. Curr Opin Crit Care, 2011, 17（1）: 43–49.

[15] Balas M, Buckingham R, Braley T, et al. Extending the ABCDE bundle to the post–intensive care unit setting [J]. J Gerontol Nurs, 2013, 39（8）: 39–51.

[16] 郭晓夏, 安友仲. ICU 后综合征在镇痛镇静谵妄指南、镇痛镇静集束化措施及 eCASH 中的干预建议 [J]. 中华重症医学电子杂志（网络版）,2017,3（4）: 250–253.

[17] Ely E W. The ABCDEF Bundle: Science and Philosophy of How ICU Liberation Serves Patients and Families [J]. Crit Care Med, 2017, 45（2）: 321–330.

[18] Barnes–Daly M A, Phillips G, Ely EW. Improving Hospital Survival and Reducing Brain Dysfunction at Seven California Community Hospitals:Implementing PAD Guidelines Via the ABCDEF Bundle in 6,064 Patients [J]. Crit Care Med, 2017, 45（2）: 171–178.

[19] Rosa R G, Tonietto T F, da Silva D B, et al. Effectiveness and Safety of an Extended ICU Visitation Model for Delirium Prevention: A Before and After Study [J]. Crit Care Med, 2017, 45（10）: 1660–1667.

[20] Pun B T, Balas M C, Barnes–Daly M A, et al. Caring for Critically Ill Patients with the ABCDEF

Bundle: Results of the ICU Liberation Collaborative in Over 15,000 Adults [J]. Crit Care Med,2019,47（1）: 3-14.

[21] Wang X, Lyu L, Tang B, et al. Delirium in Intensive Care Unit Patients: Ten Important Points of Understanding [J]. Chin Med J, 2017, 130（20）: 2498-2502.

[22] 骆艳妮，王秀莹，王小闯，等.ESCAPE 策略在机械通气患者谵妄管理的应用 [J]. 护理学杂志, 2019, 34（19）: 37-40.

[23] Hughes C, Girard T, Pandharipande P. Daily sedation interruption versus targeted light sedation strategies in ICU patients [J]. Crit Care Med, 2013, 41: S39-45.

[24] Vincent J, Shehabi Y, Walsh T, et al. Comfort and patient-centred care without excessive sedation: the eCASH concept [J]. Intensive Care Med, 2016, 42（6）: 962-971.

[25] Hayhurst C, Pandharipande P, Hughes C. Intensive Care Unit Delirium: A Review of Diagnosis, Prevention, and Treatment [J]. Anesthesiology, 2016, 125（6）: 1229-1241.

[26] Devlin J W, Smithburger P, Kane J M, et al. Intended and Unintended Consequences of Constraining Clinician Prescribing: The Case of Antipsychotics [J]. Crit Care

Med, 2016, 44 (10): 1805-1807.

[27] Morandi A, Vasilevskis E, Pandharipande P P, et al.
Inappropriate medication prescriptions in elderly adults
surviving an intensive care unit hospitalization [J]. J
Am Geriatr Soc, 2013, 61 (7): 1128-1134.

[28] Pisani M A, Murphy T E, Araujo K L, et al.
Benzodiazepine and opioid use and the duration of
intensive care unit delirium in an older population [J].
Crit Care Med, 2009, 37 (1): 177-183.

[29] Pandharipande PP, Ely EW, Arora RC, et al. The
intensive care delirium research agenda: a multinational,
interprofessional perspective [J]. Intensive Care Med,
2017, 43 (9): 1329-1339.

[30] Van Eijk M M, Roes K C, Honing M L, et al.
Effect of rivastigmine as an adjunct to usual care with
haloperidol on duration of delirium and mortality in
critically ill patients: a multicentre, double-blind,
placebo-controlled randomised trial [J]. Lancet,
2010, 376 (9755): 1829-1837.

[31] Sampson E L, Raven P R, Ndhlovu P N, et al. A
randomized, double-blind, placebo-controlled trial
of donepezil hydrochloride(Aricept)for reducing the
incidence of postoperative delirium after elective total
hip replacement [J]. Int J Geriatr Psychiatry, 2007,

22（4）：343-349.

[32] Patel S B, Poston J T, Pohlman A, et al. Rapidly reversible, sedation-related delirium versus persistent delirium in the intensive care unit [J]. Am J Respir Crit Care Med, 2014, 189（6）：658-665.

[33] Haenggi M, Blum S, Brechbuehl R, et al. Effect of sedation level on the prevalence of delirium when assessed with CAM-ICU and ICDSC [J]. Intensive Care Med, 2013, 39（12）：2171-2179.

[34] Kamijo Y, Masuda T, Nishikawa T, et al. Cardiovascular response and stress reaction to flumazenil injection in patients under infusion with midazolam [J]. Crit Care Med, 2000, 28（2）：318-323.

[35] Breheny F X. Reversal of midazolam sedation with flumazenil [J]. Crit Care Med, 1992, 20（6）：736-739.

[36] Cammarano W B, Pittet J F, Weitz S, et al. Acute withdrawal syndrome related to the administration of analgesic and sedative medications in adult intensive care unit patients [J]. Crit Care Med, 1998, 26（4）：676-684.

[37] Saito M, Terao Y, Fukusaki M, et al. Sequential use of midazolam and propofol for long-term sedation in postoperative mechanically ventilated patients [J].

Anesth Analg，2003，96（3）：834–838.

［38］Moore R D，Bone L R，Geller G，et al. Prevalence, detection, and treatment of alcoholism in hospitalized patients［J］. JAMA，1989，261（3）：403–407.

［39］Moss M，Burnham E L. Alcohol abuse in the critically ill patient［J］. Lancet，2006，368（9554）：2231–2242.

［40］Reade M C，Finfer S. Sedation and delirium in the intensive care unit［J］. N Engl J Med,2014,370（5）：444–454.

［41］Jensen T，Finnerup N. Allodynia and hyperalgesia in neuropathic pain: clinical manifestations and mechanisms［J］. Lancet Neurol，2014，13（9）：924–935.

［42］Chanques G，Viel E，Constantin J，et al. The measurement of pain in intensive care unit: comparison of 5 self–report intensity scales［J］. Pain，2010，151（3）：711–721.

［43］Horgas A. Pain Assessment in Older Adults［J］. Nurs Clin North Am，2017，52（3）：375–385.

［44］Payen J F，Chanques G，Mantz J，et al. Current practices in sedation and analgesia for mechanically ventilated critically ill patients: a prospective multicenter patient–based study［J］. Anesthesiology,2007,106（4）：

687–892.

[45] Erstad B L, Puntillo K, Gilbert H C, et al. Pain management principles in the critically ill [J]. Chest, 2009, 135 (4): 1075–1086.

[46] Friesner S A, Curry D M, Moddeman G R. Comparison of two pain-management strategies during chest tube removal: relaxation exercise with opioids and opioids alone [J]. Heart Lung, 2006, 35 (4): 269–276.

[47] Joshi VS, Chauhan S, Kiran U, et al. Comparison of analgesic efficacy of fentanyl and sufentanil for chest tube removal after cardiac surgery [J]. Ann Card Anaesth, 2007, 10 (1): 42–45.

[48] Memis D, Inal M T, Kavalci G, et al. Intravenous paracetamol reduced the use of opioids, extubation time, and opioid-related adverse effects after major surgery in intensive care unit [J]. J Crit Care, 2010, 25 (3): 458–462.

[49] Pettersson P H, Jakobsson J, Owall A. Intravenous acetaminophen reduced the use of opioids compared with oral administration after coronary artery bypass grafting [J]. J Cardiothorac Vasc Anesth, 2005, 19 (3): 306–309.

[50] Candiotti K A, Bergese S D, Viscusi E R, et al. Safety of multiple-dose intravenous acetaminophen

in adult inpatients [J]. Pain Med, 2010, 11 (12): 1841-1848.

[51] Sessler C N, Gosnell M S, Grap M J, et al. The Richmond Agitation-Sedation Scale: validity and reliability in adult intensive care unit patients [J]. Am J Respir Crit Care Med, 2002, 166 (10): 1338-1344.

[52] Kress J P, Pohlman A S, O'Connor M F, et al. Daily interruption of sedative infusions in critically ill patients undergoing mechanical ventilation [J]. N Engl J Med, 2000, 342 (20): 1471-1477.

[53] Hodgson C, Bellomo R, Berney S, et al. Early mobilization and recovery in mechanically ventilated patients in the ICU: a bi-national, multi-centre, prospective cohort study [J]. Crit Care, 2015, 19 (1): 81.

[54] Ely E W, Truman B, Shintani A, et al. Monitoring sedation status over time in ICU patients: reliability and validity of the Richmond Agitation-Sedation Scale (RASS) [J]. JAMA, 2003, 289 (22): 2983-2991.

[55] Shehabi Y, Chan L, Kadiman S, et al. Sedation depth and long-term mortality in mechanically ventilated critically ill adults: a prospective longitudinal multicentre cohort study [J]. Intensive Care Med, 2013, 39 (5): 910-918.

[56] Carson S, Kress J, Rodgers J, et al. A randomized trial of intermittent lorazepam versus propofol with daily interruption in mechanically ventilated patients [J]. Crit Care Med, 2006, 34 (5): 1326-1332.

[57] Chukwuemeka A, Ko R, Ralph-Edwards A. Short-term low-dose propofol anaesthesia associated with severe metabolic acidosis [J]. Anaesth Intensive Care, 2006, 34 (5): 651-655.

[58] Roberts R J, Barletta J F, Fong J J, et al. Incidence of propofol-related infusion syndrome in critically ill adults: a prospective, multicenter study [J]. Crit Care, 2009, 13 (5): R169.

[59] Iyer V N, Hoel R, Rabinstein A A. Propofol infusion syndrome in patients with refractory status epilepticus: an 11-year clinical experience [J]. Crit Care Med, 2009, 37 (12): 3024-3030.

[60] Worsham C, Banzett R, Schwartzstein R. Dyspnea, Acute Respiratory Failure, Psychological Trauma, and Post-ICU Mental Health: A Caution and a Call for Research [J]. Chest, 2021, 159 (2): 749-756.

[61] Wunsch H, Kahn J M, Kramer A A, et al. Use of intravenous infusion sedation among mechanically ventilated patients in the United States [J]. Crit Care Med, 2009, 37 (12): 3031-3039.

[62] Jakob S, Ruokonen E, Grounds R, et al. Dexmedetomidine vs midazolam or propofol for sedation during prolonged mechanical ventilation: two randomized controlled trials [J]. JAMA, 2012, 307 (11): 1151-1160.

[63] Zaal I J, Devlin J W, Hazelbag M, et al. Benzodiazepine-associated delirium in critically ill adults [J]. Intensive Care Med, 2015, 41 (12): 2130-2137.

[64] Fan E, Dowdy D W, Colantuoni E, et al. Physical complications in acute lung injury survivors: a two-year longitudinal prospective study [J]. Crit Care Med, 2014, 42 (4): 849-859.

[65] Hermans G, Van Mechelen H, Clerckx B, et al. Acute outcomes and 1-year mortality of intensive care unit-acquired weakness. A cohort study and propensity-matched analysis [J]. Am J Respir Crit Care Med, 2014, 190 (4): 410-420.

[66] Dinglas V D, Aronson Friedman L, Colantuoni E, et al. Muscle Weakness and 5-Year Survival in Acute Respiratory Distress Syndrome Survivors [J]. Crit Care Med, 2017, 45 (3): 446-453.

[67] Trompeo A C, Vidi Y, Locane M D, et al. Sleep disturbances in the critically ill patients: role of delirium

and sedative agents [J] . Minerva Anestesiol, 2011, 77 (6): 604–612.

[68] Benca R M, Quintas J. Sleep and host defenses: a review [J] . Sleep, 1997, 20 (11): 1027–1037.

[69] Kondili E, Alexopoulou C, Xirouchaki N, et al. Effects of propofol on sleep quality in mechanically ventilated critically ill patients: a physiological study [J] . Intensive Care Med, 2012, 38 (10): 1640–1646.

[70] Treggiari-Venzi M, Borgeat A, Fuchs-Buder T, et al. Overnight sedation with midazolam or propofol in the ICU: effects on sleep quality, anxiety and depression [J] . Intensive Care Med, 1996, 22 (11): 1186–1190.

[71] Engelmann C, Wallenborn J, Olthoff D, et al. Propofol versus flunitrazepam for inducing and maintaining sleep in postoperative ICU patients [J] . Indian J Crit Care Med, 2014, 18 (4): 212–219.

[72] Hu R F, Jiang X Y, Zeng Y M, et al. Effects of earplugs and eye masks on nocturnal sleep, melatonin and cortisol in a simulated intensive care unit environment [J] . Crit Care, 2010, 14 (2): R66.

[73] Kamdar B B, King L M, Collop N A, et al. The effect of a quality improvement intervention on

perceived sleep quality and cognition in a medical ICU ［J］. Crit Care Med, 2013, 41（3）: 800-809.

［74］Patel J, Baldwin J, Bunting P, et al. The effect of a multicomponent multidisciplinary bundle of interventions on sleep and delirium in medical and surgical intensive care patients ［J］. Anaesthesia, 2014, 69（6）: 540-549.

［75］Li S Y, Wang T J, Vivienne Wu S F, et al. Efficacy of controlling night-time noise and activities to improve patients'sleep quality in a surgical intensive care unit ［J］. J Clin Nurs, 2011, 20: 396-407.

第三章 术后谵妄的管理

内容提要

◇ 术后谵妄（postoperative delirium，POD）多发生在术后 24 ~ 72 小时，有时甚至延迟到术后第 5 天。POD 是术后认知功能障碍的重要预测因素。

◇ 虽然出现儿童苏醒期谵妄（paedED）的患儿可以较快恢复（可在 1 小时内症状缓解），但影响可能会持续到苏醒期之后，很可能在术后几周内出现适应不良的行为变化。

◇ 术后谵妄的病理生理机制与神经炎症、神经递质改变、大脑功能改变、术后隐性卒中等因素有关。

◇ POD 的分型：活动过度型、活动减少型、混合型。

◇ POD 的易感因素：高龄患者、学龄前儿童；合并有全身基础疾病的患者；患者术前长期应用影响精神活动的药物、多种药物联用以及酗酒、吸烟等。

◇ 术后谵妄在早期应与苏醒期躁动、术后疼痛相鉴别，也应注意合并有痴呆、术后认知功能障碍。

◇ 术后认知功能障碍（postoperative cognitive dysfunction，POCD）是指与手术相关的暂时性认知功能恶化，发生时间多在术后 1 周以后，是一种常见的术后并发症。

◇ 虽然POCD患者的认知损害通常是自限性的，但可以持续数周到数月，甚至有可能转变为永久性疾病。

◇ 成人POD三个重要的危险因素：患者术前的酒精使用障碍、长时间手术、术后疼痛。

◇ 强烈建议医护人员注意识别外科手术患者POD的高危人群；所有患者进入苏醒室后立刻开始谵妄筛查，直至术后5天。

◇ 强烈建议用有效的谵妄评分进行术后谵妄的筛查；对于被确认为POD高风险的外科患者，建议告知他们所面临的风险。

◇ 强烈建议卫生系统通过一个迭代的多学科质量改进流程来减少POD的发生。

◇ 预防POD，首先考虑各种非药物干预措施。

◇ 尚无足够的证据建议预防性用药（如抗精神病药、类固醇或其他药物）来降低POD的风险。

◇ 强烈建议监测麻醉深度。

◇ 强烈建议对患者进行充分的疼痛评估和治疗，减少阿片类药物使用的多模式止痛方案可能是将POD降至最低的最佳方案；原则上不应限制阿片类药物的使用，但应避免使用哌替啶。

◇ 对乙酰氨基酚和非甾体抗炎药（NSAIDs）作为多模式镇痛的一部分，可减少POD。

◇ 禁食超过6小时是发生POD的独立危险因素，避免长时间（＞6小时）禁食。

◇ 强烈建议使用 ICU 方案（ICU protocols），包括右美托咪定镇静，以降低需要术后机械通气的患者 POD 的风险。

◇ 抗组胺药和抗胆碱能药均可导致术后谵妄（老年患者尤甚），应尽量避免使用。

◇ 术前避免常规使用苯二氮䓬类药物（可能诱发苏醒期谵妄及术后谵妄），除非患者有如下情况：术前严重焦虑，术前长期使用苯二氮䓬类药物，酒精滥用者。

◇ 抗精神病药物仍是治疗 POD 的一线药物，当患者出现激越行为，威胁自身或他人安全，且非药物治疗无效时，方可考虑使用最低有效剂量、尽可能短疗程的抗精神病药物。

◇ 避免对活动减退型谵妄患者使用苯二氮䓬类药物或抗精神病药物。

◇ 老年患者 POD 有额外的 4 个危险因素：认知损害，营养不良（如低蛋白血症），感觉障碍（如视力或者听力障碍），功能状态受损和 / 或虚弱。

◇ 强烈建议在老年高危患者中使用多种非药物干预措施来预防 POD。

◇ 强烈建议尽量减少使用可能增加老年高危患者 POD 风险的药物。

◇ 对于老年患者，更应该加强术中血压管理、血氧和心血管功能管理，减少 POD 的发生。

◇ 老年患者加强术中血糖监测，术中应避免血糖大幅波动。

◇ 2023年中国发布的《重症后管理专家共识》指出：重症后期应动态调整镇静深度，推荐浅镇静的治疗策略，不再推荐每日唤醒试验，建议尽早施行自主呼吸试验。

◇ 对老年患者POD的治疗，首先需要判断和处理可能导致谵妄的潜在因素，一旦发生POD，立刻针对病因与症状进行处理。

◇ 觉醒（苏醒）时间缩短可能是儿童苏醒期躁动的独立危险因素，延迟苏醒（delayed emergence）可能会降低苏醒期躁动。

◇ 强烈建议使用经过验证的、与儿童年龄相适应的工具评估儿童苏醒期谵妄。

◇ 强烈建议评估儿童苏醒期谵妄的同时进行疼痛评估，并对疼痛进行治疗。

◇ 建议采取非药物疗法安抚患儿并减少伤害；建议针对手术施行以家庭为中心的认知准备策略（ADVANCE），该策略比术前应用咪达唑仑更能减少儿童苏醒期谵妄的发生。

◇ 建议应用咪达唑仑缓解患儿的术前焦虑，尽管苯二氮䓬类药物可能不会降低ED，但能够减少术前焦虑消极性的适应不良行为（有时长达7天），特别是在高危患者中还是值得考虑的。

◇ 建议静脉注射、鼻内滴入或硬膜外使用 α_2 受体激动剂以降低儿童苏醒期谵妄的风险。

第一节 POD 的相关概念与易感因素

一、POD 的相关概念[1-2]

（一）术后谵妄（postoperative delirium，POD）是指患者在经历外科手术后出现的谵妄（术后认知、注意力和意识水平的变化），其发生具有明显的时间特点，多发生在术后 24 ~ 72 小时，有时甚至延迟到术后 5 ~ 7 天[1,3]。

1. 可表现为注意力障碍、意识水平紊乱、认知功能（知觉、思维、记忆等）障碍、睡眠 – 觉醒周期障碍、精神运动异常（增多或减少）、情绪失控（焦虑、抑郁、恐惧等）症状[3]。

2. POD 是术后认知功能障碍的重要预测因素[4]。

3. 在接受心脏和大型非心脏手术的老年患者中，POD 的发生率是 10% ~ 50%。在术后转入重症监护病房（ICU）的患者中，POD 的发病率可能高达 80%[5]。

4. POD 发病率随着术前多器官功能障碍的加重而增加（如血红蛋白浓度下降、射血分数下降、颈动脉狭窄、血清肌酐浓度升高等）[6]，并与不良结局相关（如住院时间延长、医疗与护理费用增加、再入院率增加等）。

5. 由于现有的谵妄治疗方案有限，谵妄风险评估和围手术期谵妄风险管理可能是处理 POD 的最有效的方法[7]。

（二）苏醒期谵妄（emergence delirium，ED）是指发生在麻醉结束后即刻（在手术间、麻醉后监护室，或在苏醒室）的极早期 POD[1,8-9]，它发生在 5% ～ 10% 的成人患者中，在 5 岁以下儿童或 65 岁以上成年人中更容易出现[10]。

（三）儿童苏醒期谵妄（paediatric emergence delirium，paedED）是指在即刻麻醉后儿童表现出对其所处环境的意识障碍和注意障碍（disturbance in a child's awareness and attention），通常伴有定向力紊乱（disorientation）、知觉变化（包括对刺激的高度敏感和过度活跃的动作和行为等）[11]。

1. 其可表现为一种分离的精神状态。在这种状态下，患儿激惹、易怒、不合作、难以安抚，可能会踢打、哭泣、呻吟或语无伦次，与看护人或父母无眼神接触（凝视或闭眼），对周围环境缺乏意识或反应迟钝。

2. 儿童中，paedED 通常持续 10 ～ 30 分钟[10]，在某些儿科患者人群中发生率可高达 80%[6,10]。

3. 虽然出现 paedED 的患儿可以较快恢复（可在 1 小时内症状缓解），且在短期内不再出现上述症状，但影响可能会持续到苏醒期之后，这些儿童很可能在术后几周内出现适应不良的行为变化（maladaptive behavioural changes）[12]，包括焦虑（退行行为、分离、睡眠）、进食障碍、攻击性和淡漠（aggression and apathy）[13]。

4. 对这些行为变化的评估可以使用住院后行为问卷

（post hospital behaviour questionnaire，PHBQ）[13]，该问卷创建于 20 世纪 60 年代，至今仍是住院后行为评估的金标准[14]。

二、POD 的易感因素（入院前已存在）[1-2]

（一）年龄

高龄是 POD 易感因素。对于学龄前儿童（如 5 ～ 7 岁），POD 也是常见的并发症[6]。

（二）基础疾病

1. 认知功能储备减少　术前存在认知功能改变（如痴呆、认知功能损害等）。

2. 生理储备功能降低　术前存在自主活动受限、活动耐量降低或存在视觉、听觉损害的老年患者。

3. 摄入不足　严重营养不良、贫血、维生素缺乏和脱水等。

4. 并存疾病　脑卒中，多器官功能不全或存在代谢紊乱，创伤或骨折，颈动脉狭窄，射血分数低，肌酐水平高，焦虑抑郁等。

（三）药物

术前应用影响精神活动的药物、多种药物联用以及酗酒、吸烟等。

第二节　POD 的病理、分型与鉴别诊断

一、POD 的病理与分型[1-2,7]

（一）POD 的病理[7]

尽管相关研究有限，术后谵妄的病理生理机制主要有以下几种。

1.神经炎症（neuroinflammation）是 POD 的一个可能的病理生理机制。

（1）全身炎症介质在术后显著增加，并在术后保持高水平[15]。

（2）有研究指出术后外周血 C 反应蛋白（C-reactive protein，CRP）和白细胞介素 -6 浓度的升高与 POD 的高风险相关[16]。

（3）也有研究者认为 CRP 是最有前途的 POD 相关生物学标志物[17]。

2.另一个可能的病理生理学机制是神经递质（neurotransmitters）的改变。

（1）乙酰胆碱被认为与神经可塑性有关，并存在于多种负责注意力和记忆的神经通路中。

（2）虽然有研究观察到 POD 患者在术前和术后 2 天的乙酰胆碱酯酶（acetylcholinesterase，AChE）活性降低，并认为乙酰胆碱酯酶的低活性是发生 POD 的独立危险因

素[18]，但近期一项质量更好的研究通过多元 logistic 回归校正协变量后，没有发现 AChE 活性与 POD 之间的显著相关性。

（3）使用广义估计方程进行的多变量分析则提示 POD 风险随着 AChE 活性增加而增加[19]。

（4）围手术期外周血胆碱酯酶活性可能与 POD 的发生有关，但其临床意义尚不明确[19]。

3. POD 与大脑功能改变有关[3]。

（1）大脑功能改变学说认为，POD 患者在影像学上呈现脑萎缩与脑白质完整性的改变。

（2）患者大脑的萎缩程度与 POD 的持续时间相关。

（3）老年手术患者的 POD 发生与脑室、额叶及脑白质的完整性改变有关。

4. POD 与术后隐性卒中有关。

（1）POD 与脑卒中共享多种危险因素，如高血压、心房颤动和既往卒中史。

（2）有研究指出，脑灌注压超过自我调节极限是 POD 的独立危险因素[20]。

（3）还有研究报道了隐性卒中与围手术期谵妄（perioperative delirium）风险增加有关（绝对风险增加 6%）[21]。

（二）POD 的分型

1. 活动过度型（hyperactive） 约占 25%，表现为高度警觉状态、躁动不安、对刺激过度敏感、可有幻觉或妄想，易于发现并能及时诊断[22]。

2. 活动减退型（hypoactive） 约占50%，表现为嗜睡、表情淡漠、麻醉苏醒延迟、活动减少、语速或动作异常缓慢[22]，老年人中较常见，不易被察觉，常漏诊，预后差[23]。

3. 混合型（mixed） 约占25%，上述两种临床特点交替显现。

二、POD 的鉴别诊断[1-2]

（一）痴呆

一些患者同时患有痴呆和谵妄，超过2/3的痴呆患者可出现谵妄症状。其区别在于，谵妄多表现为病情的波动变化，时好时坏；而痴呆多为持续的认知功能障碍，可逐渐加重（表3-1）[24]。然而，就波动性这个特征而言，谵妄与路易体痴呆（以波动性认知功能障碍、视幻觉和帕金森综合征为特征）的鉴别相对困难。

表3-1　痴呆与谵妄的鉴别[24]

	痴呆	谵妄
发病	慢性	急性
功能损害	以记忆力为主	以注意力为主
症状波动性	症状在1天内持续存在	症状在一天内频繁波动
预后	逐渐加重	可能恢复

（二）术后认知功能障碍（postoperative cognitive dysfunction，POCD）

POCD 是指与手术相关的暂时性认知功能恶化[24]，发生时间多在术后 1 周以后，是一种常见的术后并发症。POCD 可降低患者生活质量，增加术后死亡率[25]，需要重视对 POCD 的诊断。

1. POCD 被认为与 POD 密切相关，常出现在 POD 之后[25]，或者与 POD 重叠发生。这种相关性可延伸到术后 12 个月，甚至 5 年（POD 发生后 5 年出现痴呆）[26]。

2. POCD 可能危险因素包括高龄、教育水平低、术前认知障碍、长期使用麻醉剂（narcotics）和 / 或苯二氮䓬类药物、合并症的数量、脑血管疾病、麻醉持续时间、术后感染[27]、酗酒、大手术、抑郁、谵妄、使用多种药物[28]等。

3. POCD 主要表现为认知功能的改变，如注意力、记忆力、语言和学习能力的损害[29]，也会影响执行功能和信息处理的能力[30]。与 POD 相比，POCD 不一定伴有急性或波动性的精神状态的改变，但由于早期临床症状不明显，易被忽略。

4. 当 POCD 患者认知功能下降不明显时，只能通过比较术前和术后神经心理学测试评分来发现，此时手术患者的术前认知评估就显得尤为重要，且主观自我陈述不能代替客观的认知评估[24]。

5. 可采用的神经心理学核心测试包括雷伊听觉言语学习测验（RAVLT）（言语记忆评估）、连线测试 A 和连线测试 B（注意力和专注度评估）、钉板测试（动作技能评估）[31]。

6. 其他可考虑的测试包括斯特鲁普（Stroop）测试、数字广度测试（短时记忆评估）、纸笔记忆测试（感觉运动和回忆速度评估）等。MMSE 由于灵敏性不足，不适合用于 POCD 的定量评估[24]。

7. 在 60 岁以上的患者中，POCD 在术后 1 周的发生率为 26%～41%，术后 3 个月为 10%～13%[28,32]，提示在对 POCD 的观察中，即使在稳定期（术后 3 个月后），也需要至少 1 次的神经心理学测试[24]。

8. 虽然 POCD 患者的认知损害通常是自限性的，但可以持续数周到数月，甚至有可能转变为永久性疾病，严重影响患者的生活质量和工作能力[29]。

9. 有研究者提出以围手术期神经认知障碍（perioperative neurocognitive disorders，PND）来描述入院后至术后 12 个月期间发生的所有认知功能改变[33]，并根据发病时间分为 POD、神经认知功能恢复延迟（delayed neurocognitive recovery，DNR）和神经认知功能障碍（neurocognitive disorder，NCD）（图 3-1）[34]。若神经认知功能障碍持续 1 年以上，甚至不再恢复，有逐渐发展为痴呆的可能[34]。

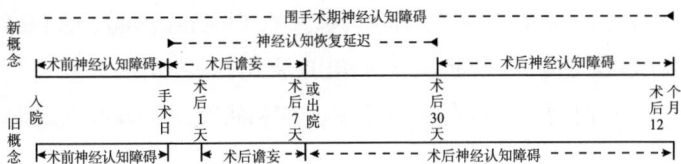

图 3-1　围手术期神经认知障碍的新旧概念对比[34]

（三）苏醒期躁动（emergence agitation，EA）

麻醉手术后躁动发生于麻醉手术后苏醒时，患者因麻醉未完全清醒、疼痛或其他不适（如导尿管或气管导管等刺激）而出现的运动、言语不配合，给予有效镇痛治疗待全身麻醉苏醒后症状多可缓解。

（四）儿童苏醒期躁动

儿童苏醒期躁动指儿童过多的躯体活动（excessive motor activity），常与不适、疼痛、焦虑密切相关，因此有学者认为它比 paedED 更常见[35]。

1. 儿童苏醒期躁动亦可表现为无目的的活动（movement）、躁动（restlessness）、踢打（thrashing）、混乱（incoherence）、难以安抚（inconsolability）和反应迟钝（unresponsiveness）。

2. 耳鼻喉科手术、苏醒时间和异氟醚（isoflurane）被认为是其独立的危险因素[14]。

3. 如果儿童主要表现为与监护者或父母无眼神接触（表现为凝视或闭眼）、无目的的动作（no purposeful

action）以及对周围环境缺乏意识（no awareness of surroundings），则更多与 paedED 密切相关[14]。

4.值得一提的是，在不少文献和研究中，苏醒期躁动和 ED 的概念经常被混用（interchangeably）[14]。

（五）术后疼痛（pain）

急性疼痛行为（acute pain behaviour）往往表现出异常的面部表情、哭泣和难以安抚[36]，但是在术后早期仅凭躁动和难以安抚则难以区分疼痛和 paedED，需要采用相关量表进行评估，例如可采用儿童麻醉苏醒期谵妄评分[37]和面部、腿部、活动、哭泣、可安抚性量表（Face，Legs，Activity，Cry，Consolability scale，FLACC scale）来鉴别 2～6 岁儿童扁桃体切除术和 / 或腺样体切除术后的 ED 和疼痛[38]。

（六）其他

ED 需要与其他一些脑器质性疾病相区别，如韦尼克脑病、卒中、恶性肿瘤等。可以根据病史、体格检查、脑部检查等进一步鉴别。

第三节　成人患者 POD

一、成人 POD 危险因素（risk factors）

其有 3 个重要的危险因素需在临床工作中加以重视[1,6]：

（一）评估患者术前的酒精使用障碍（DSM-5：alcohol use disorders，AUD；其为一种慢性复发性脑疾病，特征在于强迫性饮酒、无法控制饮酒量以及不饮酒时情绪低落）。

（二）长时间手术。

（三）术后疼痛。

二、其他尚需关注的危险因素[1-2,6]

（一）不可控危险因素

1. 高龄。

2. 合并疾病（感染、心脑血管病、帕金森病、糖尿病、抑郁焦虑、慢性疼痛等）。

3. 手术部位（开颅、开胸、开腹和盆腔手术）。

4. 手术类型（高危手术：心血管手术、矫形外科手术、重大急诊手术、体外循环手术、需要术后重症监护的复杂手术等）[6-7]。

5. 多次手术，手术创伤大，时间长。

（二）可控危险因素

1. 围手术期长时间禁食水（脱水）。

2. 水电解质紊乱（低钠血症、高钠血症等）和酸碱失衡。

3. 术中出血（intraoperative bleeding）、持续低血压等。另外，严重术后并发症，包括呼吸功能不全（低氧血症、高碳酸血症）、肝功能不全、肾功能不全、感染（包括泌尿系统感染、肺部感染、切口感染、深静脉导管感染等）、贫血、活动受限、尿潴留、便秘、导管刺激（导尿管、胃管、引流管等）、睡眠剥夺、不当药物使用（抗胆碱能药、抗惊厥药、三环类抗抑郁药、抗组胺药、抗帕金森药、抗精神病药、苯二氮䓬类药、H_2受体阻滞剂、阿片类镇痛药等）等均为诱发因素[3,22]。有研究者从术中、术后、药物暴露 3 个方面对 POD 的诱发因素进行了总结（表 3-2）[4]。

到目前为止，多数研究主要针对预期住院并接受大手术的患者的 POD 诱发危险因素进行探讨，而在门诊环境下 POD 的危险因素亟待进一步研究[39]。

表 3-2　POD 的相关诱发因素[4]

术中	术后	药物暴露（影响）
手术复杂性	贫血	苯二氮䓬类药物
手术持续时间	疼痛	苯海拉明
手术入路	睡眠障碍	东莨菪碱
体外循环	肾功能不全	氯胺酮
输血	心房颤动	哌替啶
血压	感染	吗啡
血糖控制	低氧血症	唑吡坦
镇静深度 / 爆发抑制	机械通气	组胺受体拮抗剂

三、成人 POD 评估[1,6]

（一）一般来说，诊断谵妄的金标准就是精神病学家按照 DSM-5 中描述的相关标准进行正式评估（详见第一章）。然而由于资源和时间的限制，对术后患者进行这样的正式评估往往难以实现。

（二）意识模糊评估法（CAM 或 CAM-ICU）和护理谵妄筛查量表（Nu-DESC）被推荐作为早期、快速筛查 POD 的有效工具。

（三）虽然 CAM、CAM-ICU、Nu-DESC 在临床中更为实用，但通常是以牺牲敏感性为代价的[40]。由于多数评估工具对谵妄筛查的特异性高于敏感性[41]，可能会漏掉一些谵妄的患者，但常规的评估对谵妄的检出率还是较高的[4]。

（四）由于 POD 具有波动性，为提高检出率，在术后病房，每一轮值班的医护人员应该对患者的 POD 进行至少 1 次评估[42]。

（五）研究者们开发了各种风险预测评分，以进一步量化术后患者 POD 的风险，有效地进行医疗资源分配。

1. 既往研究根据患者入院病情特点提出了一个谵妄风险评分，包括简易精神状态检查表（MMSE）、急性生理学与慢性健康状况评分Ⅱ（APACHE）、视力评分和血尿素氮 / 肌酐比值[43]，其有效性在后续对髋部手术患者 POD 研究中得到了验证[44]。

2. 一项针对 6000 多名髋部骨折（hip fracture）患者的研究则提出了一个 9 项评分系统：术前谵妄（preoperative delirium），痴呆，年龄，伴发疾病（medical comorbidity），ASA 分级，功能依赖性（functional dependence），吸烟，存在全身炎症反应综合征（systemic inflammatory response syndrome，SIRS），术前活动辅助设备的使用（preoperative mobility aid use）[45]。

3. 值得注意的是，由于手术类型的复杂性，许多谵妄评分系统的建立和验证基于特定的手术人群，是否适用于其他手术人群，尚需进一步进行确认[7]。

（六）综上所述，强烈建议：

1. 医护人员注意识别外科手术患者 POD 的高危人群[4]。

2. 所有患者进入苏醒室后立刻开始谵妄筛查直至术后 5 天[6]。

3. 用有效的谵妄评分进行术后谵妄的筛查[6]。

4. 对于被确认为 POD 高风险的外科患者，建议告知他们所面临的风险[4]。

四、成人 POD 预防[1-2,6]

强烈建议医院和卫生系统通过一个迭代的多学科质量改进流程（an iterative multidisciplinary quality improvement process）（图 3-2），以减少 POD 的发生[4]。

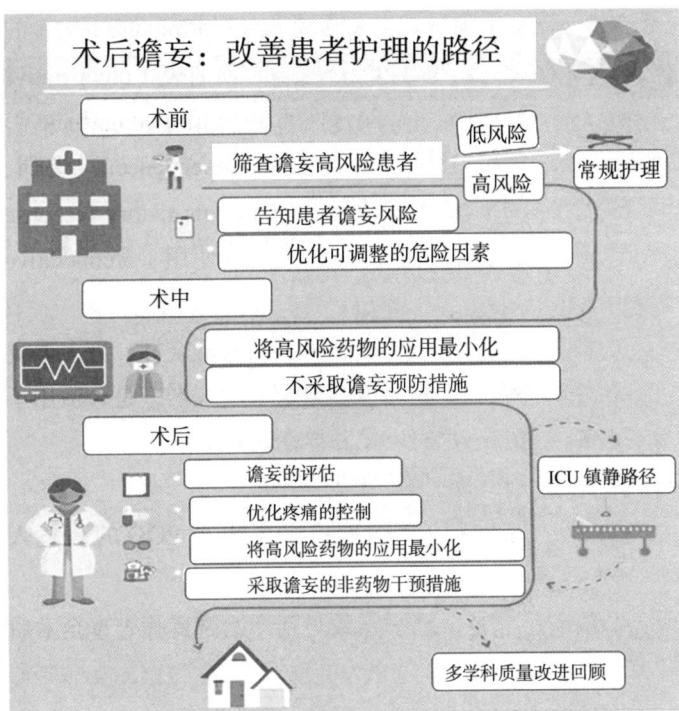

图 3-2　以共识建议为基础的预防 POD 的系统模型
（systematic model）

（一）预防 POD，首先考虑各种非药物干预措施[46-47]，除了一般非药物干预措施（具体内容详见第一章相关内容），还需注意其他危险因素（表 3-3）。

表 3-3　多元干预研究中的危险因素及相应预防措施[2]

危险因素	干预措施
认知和定向损害	• 改善认知功能：鼓励与患者交谈（如亲友探访等），介绍环境和人员，鼓励患者进行益智类活动（如读书、看报、听收音机等） • 改善定向力：提供大号数字的时钟、日历等 • 避免应用影响认知功能的药物
活动受限	• 早期活动，如可能从术后第 1 日起定期离床 • 不能行走的患者，鼓励被动运动 • 每日进行理疗或康复训练
水、电解质失衡	• 鼓励患者多饮水，必要时静脉补液 • 及时发现并处理脱水或液体过负荷 • 如需限液，考虑专科意见并保持出入量平衡 • 维持血清钠、钾正常 • 监测并控制血糖
低氧血症	• 及时发现评估低氧血症 • 监测患者的血氧饱和度，保持指端血氧饱和度在 90% 以上
高危药物	• 减量或停用苯二氮䓬类、抗胆碱能药物、抗组胺药和哌替啶 • 减量或停用其他药物，以减少药物间相互作用和不良反应
疼痛	• 正确评估患者疼痛水平，对言语沟通障碍的患者，可根据其面部表情、身体反应等进行评估 • 有效控制术后疼痛，避免治疗不足或过度治疗
视觉、听觉损害	• 佩戴眼镜或使用放大镜改善视力 • 佩戴助听器改善听力

危险因素	干预措施
营养不良	• 正确使用假牙 • 在营养师的指导下给予营养支持 • 鼓励进食高纤维素食物，定时排便
医源性并发症	• 术后尽早拔除导尿管，注意避免尿潴留或尿失禁 • 加强皮肤护理，预防压疮 • 促进胃肠功能恢复，必要时可用促进胃肠蠕动的药物 • 必要时进行胸部理疗或吸氧 • 适当的抗凝治疗
睡眠剥夺	• 减少环境干扰包括声音和灯光 • 非药物措施改善睡眠 • 尽量避免在夜间睡眠时间进行医疗操作
感染	• 及时寻找和治疗感染 • 避免不必要的插管（例如尿管等） • 防治尿路感染 • 严格执行院感控制措施
多药共用	• 在临床药师的参与下，评估药物 • 减少患者用药种类 • 避免会引起谵妄症状加重的药物

（二）尚无足够的证据建议预防性用药（如抗精神病药、类固醇或其他药物）来降低 POD 的风险[4]。

1.前期研究提示围手术期使用 α_2 受体激动剂（如右美托咪定或可乐定）可能减少心血管手术患者 POD 的

发生[6,48]，也有研究者认为这种获益的仅存在于某些具有特定管理模式（administration patterns）的亚组（subgroups）中[4]。

2. 有研究表明右美托咪定可能具有神经保护作用[7]。一项 Meta 分析发现右美托咪定可降低成人心脏和非心脏手术患者的 POD 发生率（最佳使用剂量和时机尚待研究）[49]。通过不断深入的研究，右美托咪定有望成为预防 POD 的备选药物。

3. 2018 年中国《右美托咪定临床应用专家共识》认为右美托咪定可用于预防老年患者术后谵妄，并提出了使用建议[50]：

（1）非心脏手术：术后早期应用右美托咪定 0.1μg/（kg·h）持续静脉输注，可以有效预防老年患者发生术后谵妄，并且在使用过程中，老年患者血流动力学稳定，睡眠质量显著提高。

（2）心脏手术：术后早期患者血流动力学稳定时，10～20 分钟静脉泵注右美托咪定负荷量 0.2～0.5μg/kg，然后静脉持续输注 0.2～0.7μg/（kg·h），可以显著降低老年患者术后谵妄的发生率或缩短谵妄持续时间。

（3）认知功能障碍患者手术：轻度认知功能障碍患者术中持续静脉泵注右美托咪定 0.2～0.4μg/（kg·h）可防止其术后认知功能障碍恶化。

4. 前期研究提示术前预防性使用褪黑素[51]、卡巴拉汀（rivastigmine）、小剂量氟哌啶醇或非典型抗精神病药物对 POD 的作用尚不明确[1,52]，但最近的一项 Meta 分析指出围手术期应用褪黑素可降低老年人 POD 的风险[53]。

5. 与褪黑素类似，雷美替胺（ramelteon，又名拉米替隆，是一种人工合成的高选择性褪黑素受体激动剂）也可以有效降低 POD[54]。

6. 另一项 Meta 分析指出，预防性使用第二代抗精神病药物（如奥氮平和利培酮）可以降低 POD 的发生率[7,54]，但同时也确有潜在的风险，包括镇静作用、锥体外系症状、体位性低血压和心律失常等[55]。考虑到上述风险，抗精神病药物预防 POD 的临床价值尚不清楚[7]。

7. 目前暂不支持预防性使用他汀类药物来预防谵妄[56]。

（三）对于 POD 高危患者，积极纠正易感因素、提高生理功能储备、尽量避免可能的诱发因素，有利于降低 POD 发生风险。

（四）麻醉及围手术期管理内容如下[1-2,6]。

1. 强烈建议监测麻醉深度。

（1）必要时可考虑术中脑电图监测以控制麻醉深度，目前的研究结果普遍显示，使用脑电图避免深度麻醉，尤其是爆发抑制（burst suppression），颇有益处[57]。

（2）没有足够的证据推荐特定的麻醉剂或剂量来降低 POD 的风险[4]，虽然有研究提示七氟烷吸入麻醉可能优于丙泊酚静脉麻醉。

（3）如果必须实施丙泊酚镇静 / 麻醉，尽可能采用浅镇静/麻醉[6]。

（4）更多的研究提示，接受全静脉丙泊酚的患者与吸入麻醉剂的患者 POD 发生率相近[58]；接受七氟醚与地氟醚（sevoflurane versus desflurane）的患者 POD 发生率也相近[59]。

2. 原则上不应限制阿片类药物的使用，但应避免使用哌替啶（有抗胆碱能作用，可增加谵妄的发生）；必要时考虑术中实施持续镇痛（例如静脉持续滴注瑞芬太尼而非静脉推注）。

3. 强烈建议对患者进行充分的疼痛评估和治疗，减少阿片药物使用的多模式止痛方案（a multimodal opioid-sparing analgesia regime）可能是将 POD 降至最低的最佳方案[7]。

（1）术后疼痛评分越高，发生 POD 的风险越高[60]，用于控制疼痛的阿片类药物的使用（特别是长效阿片类药物）也与 POD 的风险增加有关[61]。

（2）使用得当的局部和椎管内麻醉（regional and neuraxial anaesthesia）可提供有效的镇痛，减少术后阿片类药物的使用，还可减少急性应激反应（acute stress response）[62]。

（3）有两项大规模的研究提示采用局部麻醉与 POD 发生率降低有关[61,63]。

（4）但仍有多个小规模研究提示局部麻醉没有显著降低 POD 的发生（统计力不强）。

（5）尚无足够的证据推荐区域/神经阻滞（regional/neuraxial blockade）作为降低 POD 风险的主要麻醉技术[4]。

4.研究显示，对乙酰氨基酚和非甾体抗炎药（NSAIDs）作为多模式镇痛的一部分，可减少 POD，这些药物可能通过直接减轻神经炎症（neuroinflammation）来预防 POD[7]。

（1）在关节置换术和心脏手术中分别使用帕瑞昔布（parecoxib）和对乙酰氨基酚可以减少谵妄和阿片类药物的使用[64-65]。

（2）一项针对 100 多万名外科患者的观察性研究报告称，帕瑞昔布的使用与 POD 的低风险显著相关[63]。但这一结果是否适用于其他手术的患者，尚需进一步证实。

5.可考虑其他的非阿片类镇痛药物。

（1）加巴喷丁和普瑞巴林是治疗术后急性疼痛的有效止痛辅助药物[66]。

（2）围手术期使用加巴喷丁（或普瑞巴林）、氯胺酮[67]或采用局部镇痛（regional analgesia）[68]可改善镇痛效果并减少术后阿片类药物的用量，但未必减少谵妄的发生。

（3）甚至一项大型观察性研究指出围手术期加巴喷丁类药物的使用与 POD 风险轻度增加显著相关[63]，而推注氯胺酮（bolus ketamine）却可以增加精神异常和 POD 的风险[61]。

（4）尚无充分的证据来支持或反对使用特定的疼痛管理辅助药物以降低 POD 的风险。

6. 避免长时间（＞6 小时）禁食（fluid fasting）[7]，禁食超过 6 小时是发生 POD 的独立危险因素[69]。

7. 建议实施加速康复的外科手术方案（fast-track surgery）。

8. 强烈建议使用 ICU 方案（ICU protocols），包括右美托咪定镇静，以降低需要术后机械通气患者发生 POD 的风险[4]。

9. 没有足够的证据支持或反对建立专门的医院单元（specialized hospital units）来减少 POD[70]。

10. 避免常规使用苯二氮䓬类药物（可能诱发苏醒期谵妄及术后谵妄），具有以下情况时，可谨慎使用[6]：

（1）患者术前具有严重的焦虑。

（2）术前长期使用苯二氮䓬类药物。

（3）酒精滥用者术前可用长效苯二氮䓬类药物、α_2 受体激动剂、抗精神病药物和酒精预防术后谵妄。

11. 抗组胺药和抗胆碱能药均可导致术后谵妄（老年患者尤甚），应尽量避免使用。如有必要，尽可能选择不易通过血脑屏障的抗胆碱能药（如选择格隆溴铵或阿托品，而非东莨菪碱或戊乙奎醚），并加强围手术期谵妄监测。

上述内容也可用图 3-3 更为扼要地显示[4]：

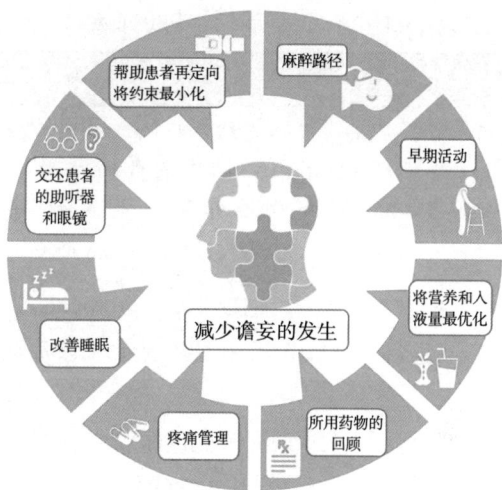

图 3-3 减少 POD 的多元干预措施[4]

五、成人 POD 治疗[1-2, 6, 46, 71]

（一）<u>强烈建议对 POD 患者进行及时诊断、鉴别诊断和治疗。</u>

1. 一旦发现患者的 POD，在患者从苏醒室转运至病房之前就应立即给予针对病因和症状的治疗。

2. 谵妄持续的时间越长，治疗开始得越晚，认知能力的下降可能就会越明显[71]。

（二）目前抗精神病药物仍是治疗 POD 的一线药物（表 3-4。药物使用详情可进一步参考附录部分相关内容）。

1. 前期研究提示抗精神病药物可缩短谵妄症状的持续时间[7,72]。

表 3-4　常用抗精神病药物列表 [2]

药物		剂量和用法	不良反应	说明
第一代抗精神病药	氟哌啶醇	0.5～2mg，2～12小时1次，po/iv/sc/im[1]	• 锥体外系症状，特别当剂量>3mg/d时 • QT间期延长 • 神经安定药恶性综合征[2]	• 谵妄治疗首选药物 • 老年患者从小剂量开始 • 活动过度型谵妄患者推荐肠道外给药，每15～20分钟可重复，直至症状控制 • 酒精/药物依赖患者、肝功能不全患者慎用
第二代抗精神病药	利培酮	0.25～2mg，12～24小时1次，po	• 锥体外系症状略少于氟哌啶醇 • QT间期延长	• 用于老年患者时死亡率增加
	奥氮平	2.5～10mg，12～24小时1次，po		
	喹硫平	12.5～200mg，12～24小时1次，po		

注：1. po= 口服；iv= 静脉注射；sc= 皮下注射；im= 肌内注射。

2. 神经安定药恶性综合征的典型表现包括肌肉僵硬、发热、自主神经功能不稳定、谵妄等，可伴有血浆肌酸磷酸激酶升高等。

2.近期的 Meta 分析则指出抗精神病药物既不能缩短谵妄的持续时间，也不能减少与谵妄相关的不良后果[54]。

3.有研究表明无论患者短期或是长期应用抗精神病药物，均与其死亡高风险显著相关[7,73]。

4.虽然 POD 患者通常会接受短期抗精神病药物治疗，但其风险分布尚不清楚[7]，其潜在的危害需要引起重视。

5.当患者出现激越行为，威胁自身或他人安全，且非药物治疗无效时，方可考虑使用最低有效剂量、尽可能短疗程的抗精神病药物（如氟哌啶醇、奥氮平、喹硫平、利培酮或齐拉西酮等），以改善患者的精神行为异常[46]。

（三）因酒精戒断导致术后谵妄者中，苯二氮䓬类药物应作为一线治疗药物，其次考虑 α_2 受体激动剂和抗精神病药物[6]。

（四）避免对活动减退型谵妄患者使用苯二氮䓬类药物或抗精神病药物[46]。

第四节　老年患者 POD[1]

随着全球老龄化的发展，许多国家老年人在人口中的比例不断增加。一方面，与其他年龄段相比，老年人需要在门诊或住院时接受手术或非手术治疗的比率都更高；另一方面，老年人大脑储备能力下降，并伴随认知能力下降，在经历重大生理压力时，老年患者更容易发生 POD[6]。

一、老年患者 POD 的危险因素

（一）对于老年患者，除上述成人 POD 的危险因素外，《欧洲麻醉学会基于循证医学和专家共识的术后谵妄指南》（European Society of Anaesthesiology evidence-based and consensus-based guideline on postoperative delirium，简称 ESA 指南）还补充了 4 个重要的危险因素[6]。

1. 认知损害　既往痴呆、认知功能障碍（cognitive impairment）和抑郁等均与 POD 的发生有关。

2. 营养不良　如低蛋白血症。

3. 感觉障碍　如视力或者听力障碍。

4. 功能状态受损（impaired functional status）和 / 或虚弱（frailty）

（1）功能状态（functional status），也称第六生命体征，被定义为维持日常活动所需的行为的总和，包括社会和认知功能[74]。

（2）老年人功能状态受损即老年人独立性、能力和社会化程度降低，如步态改变、协调性差、二便控制不佳、营养不良、认知功能减退等。

（3）老年人功能状态受损与手术部位感染、死亡率和并发症发生率增加有关。

（4）虚弱是指老年人功能储备严重减少，表现为应对内在和环境应激源的能力受损，维持生理和心理动态平衡的能力受损。

（5）低蛋白血症、低胆固醇血症、高炎症反应（high levels of inflammation）和肌肉萎缩是虚弱的特异性标志。

（6）据报道，欧洲总人口中 5.8% ～ 27.3% 的老年人（65 岁）身体虚弱[75]。

（7）心血管病和代谢性疾病及其相关危险因素与 POD 密切相关。

（二）除了高龄、长期酗酒，糖尿病被认为是老年患者发生 POD 的独立危险因素之一[3]。

（三）与非吸烟者相比，吸烟的老年手术患者预后更差，POD 发生率更高[3]。

二、老年患者 POD 的评估[1,6]

（一）强烈建议医院和卫生系统制订一个流程（processes）来评估老年高危患者的 POD[4]。

（二）强烈建议所有患者进入苏醒室后立刻开始谵妄筛查直至术后 5 天[6]。

（三）强烈建议用有效的谵妄评分进行术后谵妄的筛查[6]。对老年患者的综合评估（comprehensive geriatric assessment，CGA）是医护人员用多学科的方法，系统地评估和解决老年患者复杂的护理需求。

1. 除了医疗问题，CGA 还会探讨患者的功能、心理和社会问题，并提前制订个性化应对方案[7]。

2. 基于 CGA 的围手术期护理可以更好地识别患者的精神障碍危险因素。

3. CGA 有助于在高危患者中主动启动多模式精神障碍风险管理，可以改善术后结局，降低 POD 的风险[76]。

三、老年患者 POD 的预防（在成人 POD 基础上补充）[1-3]

（一）术前预防措施

1. 及早评估，预防为主，发现并处理可引起谵妄的潜在诱因[46]。

2. 强烈建议在高危老年患者中使用多种非药物干预措施来预防 POD[4]。

3. 不建议应用氟哌啶醇等抗精神病类药物预防老年患者 POD 的发生。

4. 不建议术前临时应用他汀类药物预防老年患者 POD 的发生，术前由于其他基础病已服用他汀药物的老年患者，围手术期可继续服用[3]。

5. 建议为医护人员提供 POD 防治的继续教育课程，并对高危老年患者进行 POD 相关知识的入院宣教（表 3-5）[3]。

表 3-5　对医护人员和老年患者进行谵妄防治宣教内容[3]

医护人员的教育	老年患者的入院宣教
•谵妄识别：定义、病因、流行病学、症状、结果	•全面介绍手术麻醉过程和护理内容

医护人员的教育	老年患者的入院宣教
• 谵妄预防：识别风险因素、积极管理可治疗的风险因素，高度警惕，积极干预可疑谵妄病例 • 谵妄管理：环境、护理、识别和治疗潜在病因、症状管理 • 药物和非药物干预措施	• 参观病房或 ICU • 实践演示医疗设备（监护仪、呼吸机、氧疗设备、各种引流管等） • 介绍特殊护理，如呼吸功能练习和术后早期下床锻炼 • 介绍家属探视时间表 • 分享手术成功患者围手术期经验等

6.强烈建议尽量减少使用可能增加老年高危患者POD 风险的药物[4]。

（1）对当前未服用胆碱酯酶抑制剂的老年患者，不应在围手术期新加用此类药品来预防或治疗谵妄[46,70]。

（2）多药联用（polypharmacy）本身也是老年人谵妄的独立危险因素[77]。

（二）术中预防措施

1.没有足够的证据推荐特定的麻醉药物以及剂量可降低老年患者 POD 的发生风险[3]。

2.所有年龄在 60 岁以上的患者，如果手术持续时间超过 1 小时，应监测麻醉深度，以避免麻醉深度过深[78]。

3.行区域阻滞麻醉的老年患者，术中宜给予适度镇静（浅中度），以降低 POD 的发生风险。

4.非心脏胸腹部大手术老年患者，选择全身麻醉复合区域阻滞的麻醉方式，有利于降低 POD 的发生风险（强推荐）[3]。

5.术中注意避免血压剧烈波动、低血压以及低氧血症的可能，对老年 POD 有一定的预防作用[1,3,6]。

（1）应加强术中循环监测与管理，合理使用心血管活性药物，避免麻醉期间血压过低及血压波动幅度过大。

（2）目标导向液体管理策略可维持老年患者围手术期血流动力学及内环境稳定。

（3）如果为了保证脑和其他脏器的灌注而需要紧急补液，需要关注心功能情况，尤其是房颤患者的心功能[12]。

（4）建议在老年患者 POD 高危人群及高危手术术中监测局部脑氧饱和度（regional cerebral oxygen saturation，$rScO_2$），及时纠正低 $rScO_2$，以维持脑氧供和氧耗的平衡。

（5）老年患者术中应采用保护性肺通气策略（低潮气量、呼气末正压通气和肺复张），以减少老年患者肺部并发症以及 POD 的发生。

6.老年患者大手术术中常规监测体温，并采取充分的保温措施。

7.老年患者加强术中血糖监测，术中应避免血糖大幅波动。

（1）术中高血糖（＞8.3mmol/L）是老年患者 POD 的独立危险因素，且与其持续时间密切相关。

（2）非糖尿病老年患者术中出现高血糖是 POD 的高

危人群。

（3）术中严格控制血糖（目标值 4.4 ~ 6.1mmol/L）会轻度增加 POD 发生率，因此更宽松的血糖控制可能是围手术期首选策略。

（三）术后预防措施

1. 建议术后尽早采用非药物综合干预策略以减少 POD 的发生。

2. 在严密评估患者基础情况及手术方式的前提下，实施多模式镇痛可降低老年患者 POD 的发生风险。

3. 对于 POD 高危的老年患者，可尝试经鼻给予胰岛素以降低 POD 的发生风险（弱推荐）[3]。

（1）脑中胰岛素浓度增高可改善学习记忆功能，特别是海马依赖性（陈述性）记忆。

（2）鼻内给药是增加脑中胰岛素的主要方式。

（3）基于 POD 的病理生理机制，鼻内给予胰岛素可增加脑部血流量、减轻炎症反应、改善睡眠 – 觉醒周期的紊乱、降低 Tau 蛋白（神经细胞骨架微管系统中含量最高的微管相关蛋白）过度磷酸化、减少 β – 淀粉样蛋白（Aβ）的沉积，提示经鼻给予胰岛素有希望预防 POD 的发生。

4. 术后进入 ICU 治疗的老年患者建议采用浅镇静深镇痛方案。

5. 2023 年中国发布的《重症后管理专家共识》指出：

重症后期应动态调整镇静深度，推荐浅镇静的治疗策略，不再推荐每日唤醒试验，建议尽早施行自主呼吸试验（详见第二章ICU谵妄的处理相关内容）[79]。

（四）围手术期

1.老年非心脏手术患者围手术期使用右美托咪定可降低POD发生风险，但需严密监测生命体征变化，避免右美托咪定的心血管不良反应（心动过缓、血压下降等）[3]。

2.术中使用氯胺酮可降低POCD风险，但不能降低发生POD的风险[80]，不推荐单独使用氯胺酮用于降低老年患者POD的发生风险，但复合右美托咪定使用可能获益[3]。

3.有研究表明，围手术期（如髋关节手术）使用糖皮质激素可以降低老年患者POD的发生风险[3]，但也有心脏手术单次使用大剂量糖皮质激素（250mg甲泼尼龙）对POD预防无效的报道[81]。

4.建议谵妄高危老年患者围手术期应慎用苯二氮䓬类药物。如确有临床需要，可选用小剂量、短效苯二氮䓬类药物，并加强谵妄监测[3]。

5.关注并积极改善老年患者围手术期睡眠质量，可以降低POD的发生风险。

6.有条件的医院可对谵妄高危老年患者行中医或中西医结合预防POD[3]。

7.有专门路径的组织措施可以预防POD，老年患者预后取决于是否能够接受一个高水平的围手术期护理。这些重要的专门护理模式包括老年咨询服务（geriatric consultation services）[82]和老年急诊护理单元（acute care for the elderly units）[83]等。

四、老年患者 POD 的治疗（在成人 POD 基础上补充）[1-3]

（一）对于老年患者，重在预防 POD 和对症支持治疗，而非药物治疗。但术后一旦发现老年患者发生 POD，应在苏醒室和病房立即给予治疗，因为老年患者的大脑更为脆弱。

（二）对于老年患者 POD 的治疗，首先需要判断和处理可能导致谵妄的潜在因素，包括感染、疼痛、脱水、代谢紊乱、便秘及尿潴留等。一旦发生 POD，立刻针对病因与症状进行处理，可显著缩短其持续时间。

（三）在对患者进行充分术后镇痛和综合性干预无效的前提下，可谨慎尝试使用抗精神病类药物，但不应将其列入常规治疗措施。

（四）可根据患者具体病情选择合适的中医药治疗方案，对活动减退型谵妄患者可考虑针灸或经皮穴位电刺激治疗方案[3]。

1. 有研究表明，多种中药成分可能通过抑制中枢炎症反应或影响体内乙酰胆碱等神经递质水平而发挥改善POD 的作用。

2. 在取得相似治疗效果的前提下，中医药的不良反应可能比西医西药的更少。

3. 根据患者的病情及体质特征，综合运用传统中医辨证论治的方法，将患者的内环境调整到最佳状态。

4. 对活动减退型谵妄患者，可考虑采用针灸或电针刺激督脉或头部穴位进行外治。

第五节　儿童苏醒期谵妄（paedED）

一、儿童苏醒期谵妄的危险因素

（一）ESA 指南指出，患儿是学龄前儿童和疼痛是发生 paedED 重要的危险因素[6]。

1. 低龄与术前焦虑（preoperative anxiety）的高风险[84]和 ED 的高发生率相关[37]。

2. 有研究显示，在 3 ～ 7 岁的儿童中，麻醉后 EA 的发生率高达 18%[85]。

（二）早期研究提示，在扁桃体、甲状腺和包皮环切术后更容易发生 EA[86]。数十年后的研究报告指出，眼科和耳鼻喉科手术后 EA 的发病率更高[85]。

（三）患儿的性格（temperament）、社交能力、认知能力、对新环境的适应能力、父母或监护人的焦虑情绪均可能对 paedED 产生影响[1,6,84]。

那些对威胁高度敏感并倾向于放大威胁的父母和他们高度焦虑会使得儿童产生更高水平的术前焦虑[84]，而儿童术前焦虑水平的增加又与 ED 的风险增加密切相关。

因此，降低父母的焦虑，努力改善他们在术前、围手术期和术后的应对方式，都可以作为降低焦虑并最终降低患儿 ED 发病率的有效策略[14]。

（四）觉醒（苏醒）时间缩短可能是 EA 的独立危险因素[85]。如果苏醒过快（short emergence）对 EA 来说是一个风险，那么延迟苏醒（delayed emergence）可能会降低 EA[14]。

二、儿童苏醒期谵妄的评估

（一）强烈建议使用经过验证的、与儿童年龄相适应的工具评估 PaedED[6]。

（二）强烈建议评估 PaedED 的同时进行疼痛评估[6]。

（三）强烈建议根据经过验证的、与儿童年龄相适应的量表结果（validated age-adapted scale），对疼痛进行治疗[6]。

（四）建议使用经过验证的得分（validated scores）评估焦虑[6]。

1. 围手术期成人儿童行为互动量表（Perioperative Adult Child Behavioural Interaction Scale，PACBIS）是一个实时评估的 5 分评分系统，用于评估父母、患儿和医护人员（health-care providers）之间的互动。

2. 负性的互动和应对模式与 EA 的高发病率相关[87]。

3. 儿童术前焦虑水平的增加与 ED 的风险增加密

切相关。患儿在改良耶鲁术前焦虑量表（modified Yale Preoperative Anxiety Scale，mYPAS）得分越高，其发生 ED 的风险就越高。得分每增加 10 分，患儿 ED 的风险就增加 10%[88]。

三、儿童苏醒期谵妄的预防和治疗[6]

（一）建议采取非药物疗法安抚患儿并减少伤害[6]。

（二）建议针对手术施行 ADVANCE 认知准备策略，该策略比术前应用咪达唑仑更能减少 paedED 的发生[6]。

1. ADVANCE 策略是一套为儿童设计的、以家庭为中心的准备方案（preparation programme），这些首字母缩写代表：

（1）降低焦虑（Anxiety-reduction）。

（2）手术日转移注意力（Distraction on the day of surgery）。

（3）手术前一天进行视频模拟和宣教（Video-modelling and education before the day of the operation）。

（4）父母参与到患儿的手术经历中（Adding parents to the child's surgical experience）。

（5）不做过度的安慰（No excessive reassurance）。

（6）医护人员指导家长（Coaching of parents by staff）。

（7）通过面罩练习消除对麻醉的陌生感和恐惧感（Exposure/shaping of the child via mask practice）[89]。

2. 医护人员借助录像带、小册子和麻醉诱导口罩练习用具等进行约 30 分钟的宣教和努力，可以使患儿术后 ED

的发生率低于那些为预防 ED 而接受咪达唑仑的患儿或者麻醉诱导时父母在场的患儿[89]。

（三）行为管理技术（behaviour management techniques）可以减少术前焦虑症[14]，从而减少 ED 的发生。

1. 观看卡通片、视频眼镜（video goggles）或手持视频游戏可以与术前口服咪达唑仑一样有效地降低患儿的焦虑[90-92]。

2. 吸入麻醉诱导时父母在场与观看卡通视频或两者的组合相比，它们在降低麻醉诱导焦虑和降低 ED 方面的效果相同[93]。

（四）建议应用咪达唑仑缓解患儿的术前焦虑（preoperative anxiety）[6]。

1. 需要注意的是，咪达唑仑并非对所有儿童都有效。

2. 部分患儿对口服咪达唑仑没有反应，甚至表现为极度的痛苦[94]。

3. 褪黑素在降低 paedED 的发生上可能优于咪达唑仑（0.5mg），并且具有剂量依赖性，但该药无法缓解患儿焦虑[98]。

（五）尽管苯二氮䓬类药物可能不会降低 ED，但它们能够减少术前焦虑消极性的适应不良行为（有时长达 7天），特别是在高危患者中还是值得考虑的[95]。

（六）建议静脉、鼻内滴入或硬膜外使用 α_2 受体激动剂以降低 paedED 的风险[6]。

1. 术前或术中使用右美托咪定或可乐定可降低

paedED 的发生[96-97]。

2. 术前鼻内（intranasal）应用右美托咪定比可乐定更有效地降低了苏醒期躁动（emergence agitation）的发生率和严重程度，且可减少术后芬太尼的使用[98]。

（七）建议麻醉苏醒期推注丙泊酚（using propofol as a bolus on emergence）以降低 paedED 的风险[6]。在短期使用时，儿童对丙泊酚的耐受性良好，但仍应牢记发生丙泊酚输注综合征（propofol infusion syndrome，PRIS）可能的风险[5]。

（八）平衡短效吸入麻醉药的使用（七氟醚/地氟烷＞异氟醚）与其诱发 paedED 的风险[6]。

1. 异氟醚（isoflurane）、氟烷（halothane）、七氟醚（sevoflurane）和地氟烷（desflurane）都可以导致 ED 和 EA，其中七氟醚影响最大[90]。

2. 术前使用咪达唑仑可能减少儿童七氟醚后的 paedED[91]。

3. 但一项关于七氟醚和/或地氟醚的 Meta 分析指出咪达唑仑对 EA 没有预防作用[92]。

（九）持续的脑电图监测可能有助于区分哪些患者可能会发展为 paedED。有研究报道在七氟醚麻醉终止后，发生 paedED 的患者在额叶皮质出现功能连接的即刻增强，这对开展 paedED 的预测有重要意义[99]。

（十）建议进行预防性镇痛（如骶管阻滞、髂筋膜阻滞）以降低 paedED 的风险[6]。

1. 有研究报道，术前应用加巴喷丁（premedication with gabapentin）[100]、氯胺酮（ketamine）[101]、术中应用地塞米松（intraoperative dexamethasone）[102]或硫酸镁（magnesium sulphate）[103]，均能减少 paedED 的发生风险。

2. 也有研究报道了酮咯酸（ketorolac）或对乙酰氨基酚（paracetamol）可以有效地减少 EA[104-105]。

（十一）一项前瞻性、随机、双盲对照研究表明，健康儿童（1.5～8 岁）术中电刺激心脏的 7 个针灸位点，可降低各种门诊手术后（ambulatory surgery）ED 的发生率[106]。

第六节　小结

综上所述，POD 是一种临床常见的并发症，在儿童及老年患者中这一问题更为突出，并可引发一系列的问题（如术后康复、认知功能障碍和创伤后应激障碍等），对患者的生活质量造成长期伤害，并对社会医疗和保健工作造成巨大压力。尽管这一问题可通过多种干预途径进行预防，但仍未得到相关医疗保健机构的足够关注。

鉴于 POD 对患者、家庭、医疗和公共资源造成的巨大负担，应通过团队协作的方式，在术前准备、手术、麻醉、术后监护与护理、康复等多个节点无缝衔接，建立多学科参与的特色老年病房单元，对老年患者实施精细化的临床管理路径和多元化的干预策略，这可能是未来 POD

防治的趋势[107]。这是一条尚需不断改进的协作之路，主要步骤[6]包括：

一、术前评估 POD 风险并确定有风险的患者。

二、针对 POD 风险，与患者、家属和护理团队进行沟通。

三、协助患者达到术前的最佳状态。

四、围手术期避免使用抗胆碱能药物和苯二氮䓬类药物，除非有特殊情况；在酒精戒断时可使用苯二氮䓬类药物。

五、尽可能减轻手术应激（surgical stress），同时注意术中对脏器的保护（organ-protective intraoperative management），包括进行神经监测以避免过深的麻醉。

（一）多模式镇痛（multimodal opioid-sparing analgesia）可有效地减少阿片类药物的使用。

（二）实施促进复苏（recovery）的方案。

六、进行认知功能监测以识别患者术前认知功能下降，并尽早发现 POD，包括在苏醒室内。

七、按规程（protocols）进行有效的 POD 的治疗。

八、在整个住院期间对 POD 患者进行追踪随访。

九、充分提供关于医疗支持的患者信息，以确保出院后照护患者的连续性。

病例讨论

患者男性，75 岁，主因"洗澡时滑倒致右侧髋部疼痛、活动不利半天"入院。

现病史：患者白天独自在家洗澡时，因地滑不慎摔倒，致右侧髋部疼痛、活动不利，家人下班发现后将其送到医院。患者发病以来无头痛头晕，无恶心呕吐。

既往史：长期失眠，高血压、糖尿病、高脂血症、腔隙性脑梗死 10 余年，慢性阻塞性肺病 4 年，长期服用左旋氨氯地平片、氢氯噻嗪片、二甲双胍缓释片、阿托伐他汀钙片、阿司匹林肠溶片、地西泮片等，吸烟 50 年，每天 20 支，否认饮酒。

查体：血压 160/95mmHg，心率 75 次 / 分，呼吸 22 次 / 分。神清，语利，对答切题，能回忆受伤经过。右侧下肢略有外旋位，不能自主抬起，右侧髋部压痛，叩击痛（+）。余肢体活动自如。

辅助检查：血糖、血常规、肝肾功能、甲状腺功能、血氨及血气分析结果均未见明显异常。骨盆 X 线检查：右侧股骨粗隆间骨折。胸部 CT：肺气肿，多发肺大泡，轻度炎症表现。

诊疗经过：给予全麻下髓骨针内固定术，术后患者麻醉清醒后安返病房，夜间突然出现自言自语，循衣摸床，自行拔除尿管及静脉输液器，问之不答，或答非所问，精神紧张，坐立不安，强行起床要求回家。医护人员阻止时，患者破口大骂，认为自己没有违法，不能被关在监狱里。急请神经科会诊，查体：意识模糊，查体不合作，未发现明显的局灶性神经功能缺失的症状或体征（如偏瘫、偏身感觉障碍、偏盲等）。

1. 如果考虑患者发生谵妄，该谵妄类型为（　　　）。

　　A. 活动过度型谵妄

　　B. 活动减退型谵妄

　　C. 混合型谵妄

　　D. 安静型谵妄

　　E. 以上均不对

2. 该患者谵妄的危险因素包括（　　　）。

　　A. 高龄患者

　　B. 合并多种基础疾病

　　C. 多药联用，且长期服用地西泮

　　D. 吸烟

　　E. 以上均是

3. 患者目前亟待进一步完善的检查/检验不包括（　　　）。

　　A. 血常规、尿常规、血气分析、快速生化等

　　B. 血压、指端血氧监测

　　C. 头颅 CT 或 MRI

　　D. 腰椎穿刺

　　E. 评估疼痛

4. 下列措施中，除（　　）项外均有利于改善患者的谵妄症状。

A. 尽量由家属陪护，向照护家属讲解谵妄的特点和应对策略

B. 反复向患者解释他们的身份，以及所处的位置、时间等

C. 提供眼镜、助听器、大字的时钟、可书写的白板等辅助工具

D. 尽早使用束缚带，避免意外伤害

E. 减少环境干扰包括声音和灯光

F. 医疗操作尽量在白天完成，夜间睡眠时减少干扰和刺激

5. 除了骂人，患者还出现拒绝服药、咬人等行为，针对该患者症状，首选的治疗方案为（　　）。

A. 地西泮注射液

B. 氟哌啶醇注射液 + 劳拉西泮注射液

C. 氯丙嗪注射液 + 异丙嗪注射液

D. 氟哌利多注射液

E. 劳拉西泮注射液

F. 氟哌啶醇注射液

6. 针对老年患者的髋部手术，下列哪种处理方式更利于防止术后谵妄的发生？（　　）

A. 七氟烷吸入麻醉或丙泊酚静脉麻醉

B. 术中严格控制血糖在 4.4 ～ 6.1mmol/L

C. 复合全麻的基础上予以局部神经阻滞

D. 术后早期阿片类药物镇痛

E. 术中注意采用高潮气量的保护性肺通气策略

7. 对于术后需要进入 ICU 进一步治疗的老年患者，下列哪项不能降低 POD 的发生？（　　　）

A. 重症后期建议尽早施行每日唤醒试验

B. 重症后期建议尽早施行自主呼吸试验

C. 术后进入 ICU 治疗的老年患者建议采用浅镇静深镇痛方案

D. 注意尽早采用非药物综合干预策略以减少 POD 的发生

E. 单独或联合使用右美托咪定，可预防 ICU 中老年患者 POD 的发生和持续时间

答案解析

1. 答案：A。患者高龄，术后突发意识模糊、坐立不安、躁动明显，有明显的定向障碍和妄想（无法辨认病房，并认为自己被监禁），同时伴有冲动和攻击的行为，符合活动过度型谵妄的特征。

2. 答案：E。患者高龄（75 岁），既往多种基础疾病，包括脑卒中和糖尿病（糖尿病被认为是老年患者发生 POD 的独立危险因素之一），术前长期服用多种药物，包括地西泮（属于影响精神活动药物），另外患者还有长期

吸烟史，这些均是 POD 的危险因素。

3.答案：D。患者是股骨上段骨折，髓内针固定术中可能出现骨髓被挤压入小血管，而造成脂肪栓塞；老年患者多有脑血管硬化，在术中如果血压波动较大，可能会造成低灌注性脑梗死，因此建议监测血压，并完善头颅 CT 或 MRI（对躁动明显的谵妄患者检查前需应用抗精神病药进行对症治疗），除外颅内病变。患者有慢阻肺病史，术中应用麻醉药和肌松药，术后可能出现呼吸功能下降而导致低氧血症，因此需监测血氧、血气分析。另外，还需要通过血常规、尿常规、血气分析、快速生化等检验，来筛查患者潜在的感染、酸碱失衡、电解质紊乱、肝肾功能异常等诱因。由于术后疼痛是 POD 的重要危险因素，需引起值班医生的重视，及时评估。当患者有颅内感染、肿瘤、自身免疫性脑炎等症状表现时方行腰椎穿刺送检脑脊液，不是该患者目前亟须的检查项目。

4.答案：D。除了 D 选项，其他均是有利于预防 POD 的非药物措施。原则上，尽量避免使用束缚带，过早使用或不恰当使用都有可能加重 POD。

5.答案：B。通过分析题干可知，患者以活动过度型谵妄表现为主，包括意识模糊、胡言乱语、拒绝服药、拔针、拔尿管等精神行为异常，伴有骂人、咬人等攻击行为，且无法经肠道给药，属临床急症，需接受紧急治疗，如果没有明确禁忌［低钾、低镁血症，肝功能不全，基线有 QT 间期延长（＞440ms），心脏疾病（二尖瓣脱垂或心室扩张)，路易体痴呆，帕金森病等]，推荐肌内注射氟哌啶醇注射液，联合静脉注射劳拉西泮注射液，后者可减少氟哌啶醇的剂量，并降低氟哌啶醇锥体外系不良反应发生的风险，且效果优于单用氟哌啶醇注射液或劳拉注射液。

但许多综合医院可能没有上述两种药物或剂型，只能退而求其次，选择地西泮注射液或氯丙嗪注射液。由于这两种药物均可肌内注射或静脉注射，所以一般用于躁动不安、无法经口给药的严重谵妄患者，但是需要注意地西泮的呼吸抑制作用，甚至有些严重谵妄患者需要持续给药，可能产生的蓄积作用会增加危重的老年患者的用药风险。需要特别注意的是，地西泮作为苯二氮䓬类药物，本身具有诱发谵妄的风险，所以在没有其他抗精神病药物合理联用的情况下，可能出现用药后谵妄症状短暂缓解复又加重的问题。而氯丙嗪由于具有一定的抗胆碱能作用，对于许多患者有效，但对某些患者效果不佳，甚至还可能加重谵妄症状，在过去某些共识或指南中曾被列为谵妄禁用。氟哌利多药理作用与氟哌啶醇类似，可拮抗多巴胺受体，促进脑内多巴胺的转化，因而具有较强的抗精神运动兴奋、抗休克和止吐作用，镇静更强更快，可用于控制急性精神病的兴奋躁动。另外，该药物有神经安定作用及增强镇痛药镇痛的作用，与芬太尼合用静脉注射时，可使患者产生特殊麻醉状态，称为神经安定镇痛术。然而其安全性不及氟哌啶醇，可诱发心脏QTc间期延长，还与低血压和呼吸抑制有关，锥体外系不良反应更常见，禁忌证更多。

在老年患者 POD 症状得以控制后，可以配合口服药物时，建议逐渐替换为口服非典型抗精神病药物，如奥氮平、喹硫平、利培酮、阿立哌唑、齐拉西酮，待患者病情稳定、症状完全消失后可逐渐减停非典型抗精神病药物。

6. 答案：C。 没有足够的证据推荐特定的麻醉药物以及剂量可降低老年患者 POD 的发生风险。术中严格控制血糖（目标值 4.4～6.1mmol/L）会轻度增加 POD 的发生率，因此更宽松的血糖控制可能是围手术期首选策略。非心脏胸腹部大手术老年患者，选择全身麻醉复合区域阻滞的麻醉方式，有利于降低 POD 的发生率（强推荐）。与成人 POD 预防原则类似，建议老年患者围手术期使用 NSAIDs 作为阿片类药物的辅助镇痛药物，以降低阿片类药物用量以及 POD 发生风险。而在老年患者术中应采用保护性肺通气策略，以减少老年患者肺部并发症以及 POD 的发生，内容包括低潮气量、呼气末正压通气和肺复张。

7. 答案：A。 除了 A 选项，其他方案均可以降低 POD 的发生。其中，单独或联合使用右美托咪定时，应密切监测心率，警惕心动过缓。2023 年中国发布的《重症后管理专家共识》指出：重症后期应动态调整镇静深度，推荐浅镇静的治疗策略，不再推荐每日唤醒试验，建议尽早施行自主呼吸试验。

参考文献

[1] 罗爱林，张杰. 2017版欧洲麻醉学会《基于循证和专家共识的术后谵妄指南》解读 [J]. 临床外科杂志，2018（1）：29-33.

[2] 万小健，王东信，方向明，等. 成人术后谵妄防治的专家共识 [M]. 北京：人民卫生出版社，2014.

[3] 中国老年医学学会麻醉学分会. 中国老年患者术后谵妄防治专家共识 [J]. 国际麻醉学与复苏杂志，2023，44（1）：1-27.

[4] Hughes C G, Boncyk C S, Culley D J, et al. American Society for Enhanced Recovery and Perioperative Quality Initiative Joint Consensus Statement on Postoperative Delirium Prevention [J]. Anesth Analg, 2020, 130（6）：1572-1590.

[5] Vasilevskis E E, Han J H, Hughes C G, et al. Epidemiology and risk factors for delirium across hospital settings [J]. Best Pract Res Clin Anaesthesiol, 2012, 26（3）：277-287.

[6] Aldecoa C, Bettelli G, Bilotta F, et al. European Society of Anaesthesiology evidence-based and consensus-based guideline on postoperative delirium [J]. Eur J Anaesthesiol, 2017, 34（4）：192-214.

［7］Jin Z, Hu J, Ma D. Postoperative delirium: perioperative assessment, risk reduction, and management［J］. Br J Anaesth, 2020, 125（4）: 492-504.

［8］Xara D, Silva A, Mendonca J, et al. Inadequate emergence after anesthesia: emergence delirium and hypoactive emergence in the Postanesthesia Care Unit［J］. J Clin Anesth, 2013, 25（6）: 439-446.

［9］Neufeld K J, Leoutsakos J M, Sieber F E, et al. Outcomes of early delirium diagnosis after general anesthesia in the elderly［J］. Anesth Analg, 2013, 117（2）: 471-478.

［10］McCann M E, Soriano S G. Does general anesthesia affect neurodevelopment in infants and children?［J］. BMJ, 2019, 367: l6459.

［11］Costi D, Cyna A M, Ahmed S, et al. Effects of sevoflurane versus other general anaesthesia on emergence agitation in children［J］. Cochrane Database Syst Rev, 2014（9）: CD007084.

［12］Kim J, Lee H C, Byun S H, et al. Frontal electroencephalogram activity during emergence from general anaesthesia in children with and without emergence delirium［J］. Br J Anaesth, 2021, 126（1）: 293-303.

［13］Vernon D T, Schulman J L, Foley J M. Changes

in children's behavior after hospitalization. Some dimensions of response and their correlates [J]. Am J Dis Child, 1966, 111 (6): 581–593.

[14] Mason K P. Paediatric emergence delirium: a comprehensive review and interpretation of the literature [J]. Br J Anaesth, 2017, 118 (3): 335–343.

[15] Hirsch J, Vacas S, Terrando N, et al. Perioperative cerebrospinal fluid and plasma inflammatory markers after orthopedic surgery [J]. J Neuroinflammation, 2016, 13 (1): 211.

[16] Liu X, Yu Y, Zhu S. Inflammatory markers in postoperative delirium(POD)and cognitive dysfunction (POCD): A meta–analysis of observational studies [J]. PLoS One, 2018, 13 (4): e0195659.

[17] Ayob F, Lam E, Ho G, et al. Pre–operative biomarkers and imaging tests as predictors of post–operative delirium in non–cardiac surgical patients: a systematic review [J]. BMC Anesthesiol, 2019, 19 (1): 25.

[18] Adam E, Haas V, Lindau S, et al. Cholinesterase alterations in delirium after cardiosurgery: a German monocentric prospective study [J]. BMJ open, 2020, 10 (1): e031212.

[19] Muller A, Olbert M, Heymann A, et al. Relevance of peripheral cholinesterase activity on postoperative

delirium in adult surgical patients(CESARO): A prospective observational cohort study [J]. Eur J Anaesthesiol, 2019, 36（2）: 114-122.

[20] Hori D, Brown C, Ono M, et al. Arterial pressure above the upper cerebral autoregulation limit during cardiopulmonary bypass is associated with postoperative delirium [J]. Br J Anaesth, 2014, 113（6）: 1009-1017.

[21] NeuroVISION Investigators. Perioperative covert stroke in patients undergoing non-cardiac surgery (NeuroVISION): a prospective cohort study [J]. Lancet, 2019, 394（10203）: 1022-1029.

[22] 中华医学会老年医学分会. 老年患者术后谵妄防治中国专家共识 [J]. 中华老年医学杂志, 2016, 35（12）: 1257-1262.

[23] Robinson TN, Raeburn CD, Tran ZV, et al. Motor subtypes of postoperative delirium in older adults [J]. Arch Surg, 2011, 146（3）: 295-300.

[24] 由地森本. 麻醉与神经毒性 [M]. 天津: 天津科技翻译出版有限公司, 2021: 43-145.

[25] Bryson G, Wyand A, Wozny D, et al. A prospective cohort study evaluating associations among delirium, postoperative cognitive dysfunction, and apolipoprotein E genotype following open aortic repair [J]. Can J

Anaesth, 2011, 58（3）: 246-255.

［26］ Lundstrom M, Edlund A, Bucht G, et al. Dementia after delirium in patients with femoral neck fractures ［J］. J Am Geriatr Soc, 2003, 51（7）: 1002-1006.

［27］ Kristek G, Rados I, Kristek D, et al. Influence of postoperative analgesia on systemic inflammatory response and postoperative cognitive dysfunction after femoral fractures surgery: a randomized controlled trial ［J］. Reg Anesth Pain Med, 2019, 44（1）: 59-68.

［28］ Monk T G, Weldon B C, Garvan C W, et al. Predictors of cognitive dysfunction after major noncardiac surgery ［J］. Anesthesiology, 2008, 108（1）: 18-30.

［29］ Awada H N, Luna I E, Kehlet H, et al. Postoperative cognitive dysfunction is rare after fast-track hip-and knee arthroplasty – But potentially related to opioid use ［J］. J Clin Anesth, 2019, 57: 80-86.

［30］ Poptsov V N, Spirina E A, Magilevets A I, et al. Early activation after orthotopic heart transplantation ［J］. Anesteziol Reanimatol, 2010（5）: 14-18.

［31］ Murkin J M, Newman S P, Stump D A, et al. Statement of consensus on assessment of neurobehavioral outcomes after cardiac surgery ［J］. Ann Thorac Surg, 1995, 59（5）: 1289-1295.

［32］ Moller J T, Cluitmans P, Rasmussen L S, et al. Long-term postoperative cognitive dysfunction in the elderly ISPOCD1 study. ISPOCD investigators. International Study of Post-Operative Cognitive Dysfunction [J]. Lancet, 1998, 351 (9106): 857-861.

[33] Evered L, Silbert B, Knopman D S, et al. Recommendations for the Nomenclature of Cognitive Change Associated with Anaesthesia and Surgery-2018 [J]. Br J Anaesth, 2018, 121 (5): 1005-1012.

[34] 周建雄, 胥明哲, 王蕊, 等. 老年患者术后谵妄的研究进展 [J]. 临床麻醉学杂志, 2019, 35 (9): 920-924.

[35] Wong D D, Bailey C R. Emergence delirium in children [J]. Anaesthesia, 2015, 70 (4): 383-387.

[36] Somaini M, Engelhardt T, Fumagalli R, et al. Emergence delirium or pain after anaesthesia-how to distinguish between the two in young children: a retrospective analysis of observational studies [J]. Br J Anaesth, 2016, 116 (3): 377-383.

[37] Sikich N, Lerman J. Development and psychometric evaluation of the pediatric anesthesia emergence delirium scale [J]. Anesthesiology, 2004, 100 (5): 1138-1145.

[38] Somaini M, Sahillioğlu E, Marzorati C, et al. Emergence delirium, pain or both? A challenge for

clinicians [J]. Paediatr Anaesth, 2015, 25 (5):
524-529.

[39] Aya A G M, Pouchain P H, Thomas H, et al. Incidence
of postoperative delirium in elderly ambulatory patients:
A prospective evaluation using the FAM-CAM instrument
[J]. J Clin Anesth, 2019, 53: 35-38.

[40] Hargrave A, Bastiaens J, Bourgeois J A, et al.
Validation of a Nurse-Based Delirium-Screening Tool
for Hospitalized Patients [J]. Psychosomatics, 2017,
58 (6): 594-603.

[41] Neufeld K J, Leoutsakos J S, Sieber F E, et al.
Evaluation of two delirium screening tools for detecting
post-operative delirium in the elderly [J]. Br J
Anaesth, 2013, 111 (4): 612-618.

[42] Radtke F M, Franck M, Schust S, et al. A comparison
of three scores to screen for delirium on the surgical
ward [J]. World J Surg, 2010, 34 (3): 487-494.

[43] Inouye S K, Viscoli C M, Horwitz R I, et al. A
predictive model for delirium in hospitalized elderly
medical patients based on admission characteristics [J].
Ann Intern Med, 1993, 119 (6): 474-481.

[44] Kalisvaart K J, Vreeswijk R, De Jonghe J F, et al.
Risk factors and prediction of postoperative delirium
in elderly hip-surgery patients: implementation and

validation of a medical risk factor model [J]. J Am
Geriatr Soc, 2006, 54 (5): 817-822.

[45] Kim E M, Li G, Kim M. Development of a Risk Score
to Predict Postoperative Delirium in Patients With Hip
Fracture [J]. Anesth Analg, 2020, 130 (1): 79-86.

[46] 张宁, 朱鸣雷, 刘晓红. 美国老年医学会防治老年
患者术后谵妄临床指南解读 [J]. 中华老年病研究
电子杂志, 2015, 2 (3): 8-9.

[47] Matsuda Y, Tanimukai H, Inoue S, et al. A revision
of JPOS/JASCC clinical guidelines for delirium in
adult cancer patients: a summary of recommendation
statements [J]. Jpn J Clin Oncol, 2023, 53 (9):
808-822.

[48] Ji F, Li Z, Young N, et al. Perioperative dexmede-
tomidine improves mortality in patients undergoing
coronary artery bypass surgery [J]. J Cardiothorac
Vasc Anesth, 2014, 28 (2): 267-273.

[49] Duan X, Coburn M, Rossaint R, et al. Efficacy
of perioperative dexmedetomidine on postoperative
delirium: systematic review and meta-analysis with
trial sequential analysis of randomised controlled trials
[J]. Br J Anaesth, 2018, 121 (2): 384-397.

[50] 吴新民, 薛张纲, 马虹, 等. 右美托咪定临床应用
专家共识 (2018) [J]. 临床麻醉学杂志, 2018, 34

（8）: 820–823.

[51] Sultan S S. Assessment of role of perioperative melatonin in prevention and treatment of postoperative delirium after hip arthroplasty under spinal anesthesia in the elderly [J]. Saudi J Anaesth, 2010, 4（3）: 169–173.

[52] Youn Y C, Shin H W, Choi B S, et al. Rivastigmine patch reduces the incidence of postoperative delirium in older patients with cognitive impairment [J]. Int J Geriatr Psychiatry, 2017, 32（10）: 1079–1084.

[53] Campbell A M, Axon D R, Martin J R, et al. Melatonin for the prevention of postoperative delirium in older adults: a systematic review and meta–analysis [J]. BMC Geriatr, 2019, 19（1）: 272.

[54] Wu Y C, Tseng P T, Tu Y K, et al. Association of Delirium Response and Safety of Pharmacological Interventions for the Management and Prevention of Delirium: A Network Meta–analysis [J]. JAMA Psychiatry, 2019, 76（5）: 526–535.

[55] Muench J, Hamer A M. Adverse effects of antipsychotic medications [J]. Am Fam Physician, 2010, 81（5）: 617–622.

[56] Billings F T, Hendricks P A, Schildcrout J S, et al. High–Dose Perioperative Atorvastatin and Acute Kidney

Injury Following Cardiac Surgery: A Randomized Clinical Trial [J]. JAMA, 2016, 315 (9): 877–888.

[57] Wildes T S, Mickle A M, Ben Abdallah A, et al. Effect of Electroencephalography–Guided Anesthetic Administration on Postoperative Delirium Among Older Adults Undergoing Major Surgery: The ENGAGES Randomized Clinical Trial [J]. JAMA, 2019, 321 (5): 473–483.

[58] Miller D, Lewis S, Pritchard M, et al. Intravenous versus inhalational maintenance of anaesthesia for postoperative cognitive outcomes in elderly people undergoing non–cardiac surgery [J]. Cochrane Database Syst Rev, 2018, 8: CD012317.

[59] Meineke M, Applegate R L, Rasmussen T, et al. Cognitive dysfunction following desflurane versus sevoflurane general anesthesia in elderly patients: a randomized controlled trial [J]. Med Gas Res, 2014, 4 (1): 6.

[60] Brown C H, LaFlam A, Max L, et al. Delirium After Spine Surgery in Older Adults: Incidence, Risk Factors, and Outcomes [J]. J Am Geriatr Soc, 2016, 64 (10): 2101–2108.

[61] Weinstein S M, Poultsides L, Baaklini L R, et al.

Postoperative delirium in total knee and hip arthroplasty patients: a study of perioperative modifiable risk factors [J]. Br J Anaesth, 2018, 120（5）: 999–1008.

[62] Saglik Y, Yazicioglu D, Cicekler O, et al. Investigation of Effects of Epidural Anaesthesia Combined with General Anaesthesia on the Stress Response in Patients Undergoing Hip and Knee Arthroplasty [J]. Turk J Anaesthesiol Reanim, 2015, 43（3）: 154–161.

[63] Memtsoudis S, Cozowicz C, Zubizarreta N, et al. Risk factors for postoperative delirium in patients undergoing lower extremity joint arthroplasty: a retrospective population–based cohort study [J]. Reg Anesth Pain Med, 2019, 46（1）: 94–95.

[64] Mu D L, Zhang D Z, Wang D X, et al. Parecoxib Supplementation to Morphine Analgesia Decreases Incidence of Delirium in Elderly Patients After Hip or Knee Replacement Surgery: A Randomized Controlled Trial [J]. Anesth Analg, 2017, 124（6）: 1992–2000.

[65] Subramaniam B, Shankar P, Shaefi S, et al. Effect of Intravenous Acetaminophen vs Placebo Combined With Propofol or Dexmedetomidine on Postoperative Delirium Among Older Patients Following Cardiac Surgery: The DEXACET Randomized Clinical Trial

[J]. JAMA, 2019, 321 (7): 686-696.

[66] Schmidt P C, Ruchelli G, Mackey S C, et al. Perioperative gabapentinoids: choice of agent, dose, timing, and effects on chronic postsurgical pain [J]. Anesthesiology, 2013, 119 (5): 1215-1221.

[67] Nielsen R V, Fomsgaard J S, Siegel H, et al. Intraoperative ketamine reduces immediate postoperative opioid consumption after spinal fusion surgery in chronic pain patients with opioid dependency: a randomized, blinded trial [J]. Pain, 2017, 158 (3): 463-470.

[68] Strike E, Arklina B, Stradins P, et al. Postoperative Pain Management Strategies and Delirium After Transapical Aortic Valve Replacement: A Randomized Controlled Trial [J]. J Cardiothorac Vasc Anesth, 2019, 33 (6): 1668-1672.

[69] Radtke F M, Franck M, MacGuill M, et al. Duration of fluid fasting and choice of analgesic are modifiable factors for early postoperative delirium [J]. Eur J Anaesthesiol, 2010, 27 (5): 411-416.

[70] American Geriatrics Society Expert Panel on Postoperative Delirium in Older Adults. American Geriatrics Society abstracted clinical practice guideline for postoperative delirium in older adults [J]. J Am Geriatr Soc, 2015, 63 (1): 142-150.

[71] Pandharipande P P, Girard T D, Jackson J C, et al. Long-term cognitive impairment after critical illness [J]. N Engl J Med, 2013, 369 (14): 1306-1316.

[72] Yoon H J, Park K M, Choi W J, et al. Efficacy and safety of haloperidol versus atypical antipsychotic medications in the treatment of delirium [J]. BMC Psychiatry, 2013, 13: 240.

[73] Maust D T, Kim H M, Seyfried L S, et al. Antipsychotics, other psychotropics, and the risk of death in patients with dementia: number needed to harm [J]. JAMA Psychiatry, 2015, 72 (5): 438-445.

[74] Inouye S, Peduzzi P, Robison J, et al. Importance of functional measures in predicting mortality among older hospitalized patients [J]. JAMA, 1998, 279 (15): 1187-1193.

[75] Santos-Eggimann B, Cuenoud P, Spagnoli J, et al. Prevalence of frailty in middle-aged and older community-dwelling Europeans living in 10 countries [J]. J Gerontol A Biol Sci Med Sci, 2009, 64 (6): 675-681.

[76] Tarazona-Santabalbina F, Llabata-Broseta J, Belenguer-Varea Á, et al. A daily multidisciplinary assessment of older adults undergoing elective colorectal cancer surgery is associated with reduced

delirium and geriatric syndromes [J]. J Geriatr Oncol,
2019, 10 (2): 298–303.

[77] Ahmed S, Leurent B, Sampson E. Risk factors for
incident delirium among older people in acute hospital
medical units: a systematic review and meta-analysis
[J]. Age Ageing, 2014, 43 (3): 326–333.

[78] Soiza R L, Myint P K. The Scottish Intercollegiate
Guidelines Network (SIGN) 157: Guidelines on
Risk Reduction and Management of Delirium [J].
Medicina (Kaunas), 2019, 55 (8): 491.

[79] 汤铂, 陈文劲, 蒋丽丹, 等. 重症后管理专家共识
[J]. 中华内科杂志, 2023, 62 (5): 480–493.

[80] Hovaguimian F, Tschopp C, Beck-Schimmer B, et
al. Intraoperative ketamine administration to prevent
delirium or postoperative cognitive dysfunction: A
systematic review and meta-analysis [J]. Acta
Anaesthesiol Scand, 2018, 62 (9): 1182–1193.

[81] Royse C, Saager L, Whitlock R, et al. Impact of
Methylprednisolone on Postoperative Quality of Recovery
and Delirium in the Steroids in Cardiac Surgery Trial: A
Randomized, Double-blind, Placebocontrolled Substudy
[J]. Anesthesiology, 2017, 126 (2): 223–233.

[82] Zenilman M E. Geriatric consultation services for surgical
patients [J]. JAMA Surg, 2014, 149 (1): 90.

[83] Ahmed N N, Pearce S E. Acute care for the elderly: a literature review [J]. Popul Health Manag, 2010, 13 (4): 219-225.

[84] Kain Z N, Mayes L C, Weisman S J, et al. Social adaptability, cognitive abilities, and other predictors for children's reactions to surgery [J]. J Clin Anesth, 2000, 12 (7): 549-554.

[85] Voepel-Lewis T, Malviya S, Tait A R. A prospective cohort study of emergence agitation in the pediatric postanesthesia care unit [J]. Anesth Analg, 2003, 96 (6): 1625-1630.

[86] Eckenhoff J E, Kneale D H, Dripps R D. The incidence and etiology of postanesthetic excitment. A clinical survey [J]. Anesthesiology, 1961, 22: 667-673.

[87] Sadhasivam S, Cohen L L, Szabova A, et al. Real-time assessment of perioperative behaviors and prediction of perioperative outcomes [J]. Anesth Analg, 2009, 108 (3): 822-826.

[88] Kain Z N, Caldwell-Andrews A A, Maranets I, et al. Preoperative anxiety and emergence delirium and postoperative maladaptive behaviors [J]. Anesth Analg, 2004, 99 (6): 1648-1654.

[89] Kain Z N, Caldwell-Andrews A A, Mayes L C, et al. Family-centered preparation for surgery improves

perioperative outcomes in children: a randomized controlled trial [J]. Anesthesiology, 2007, 106 (1): 65-74.

[90] Kerimoglu B, Neuman A, Paul J, et al. Anesthesia induction using video glasses as a distraction tool for the management of preoperative anxiety in children [J]. Anesth Analg, 2013, 117 (6): 1373-1379.

[91] Lee J, Lee J, Lim H, et al. Cartoon distraction alleviates anxiety in children during induction of anesthesia [J]. Anesth Analg, 2012, 115 (5): 1168-1173.

[92] Patel A, Schieble T, Davidson M, et al. Distraction with a hand-held video game reduces pediatric preoperative anxiety [J]. Paediatr Anaesth, 2006, 16 (10): 1019-1027.

[93] Kim H, Jung S M, Yu H, et al. Video Distraction and Parental Presence for the Management of Preoperative Anxiety and Postoperative Behavioral Disturbance in Children: A Randomized Controlled Trial [J]. Anesth Analg, 2015, 121 (3): 778-784.

[94] Kain Z N, MacLaren J, McClain B C, et al. Effects of age and emotionality on the effectiveness of midazolam administered preoperatively to children [J]. Anesthesiology, 2007, 107 (4): 545-552.

[95] Kain Z N, Mayes L C, Wang S M, et al. Postoperative

behavioral outcomes in children: effects of sedative premedication [J]. Anesthesiology, 1999, 90 (3): 758–765.

[96] Pasin L, Febres D, Testa V, et al. Dexmedetomidine vs midazolam as preanesthetic medication in children: a meta–analysis of randomized controlled trials [J]. Paediatr Anaesth, 2015, 25 (5): 468–476.

[97] Dahmani S, Delivet H, Hilly J. Emergence delirium in children: an update [J]. Curr Opin Anaesthesiol, 2014, 27 (3): 309–315.

[98] Mukherjee A, Das A, Basunia S R, et al. Emergence agitation prevention in paediatric ambulatory surgery: A comparison between intranasal Dexmedetomidine and Clonidine [J]. J Res Pharm Pract, 2015, 4 (1): 24–30.

[99] Martin J, Liley D, Harvey A, et al. Alterations in the functional connectivity of frontal lobe networks preceding emergence delirium in children [J]. Anesthesiology, 2014, 121 (4): 740–752.

[100] Salman A E, Camkiran A, Oguz S, et al. Gabapentin premedication for postoperative analgesia and emergence agitation after sevoflurane anesthesia in pediatric patients [J].Agri, 2013, 25 (4): 163–168.

[101] Kararmaz A, Kaya S, Turhanoglu S, et al. Oral

ketamine premedication can prevent emergence agitation in children after desflurane anaesthesia [J]. Paediatr Anaesth, 2004, 14 (6): 477-482.

[102] Sajedi P, Baghery K, Hagibabie E, et al. Prophylactic Use of Oral Acetaminophen or IV Dexamethasone and Combination of them on Preventing Emergence Agitation in Pediatric after Adenotonsillectomy [J]. Int J Prev Med, 2014, 5 (6): 721-727.

[103] Abdulatif M, Ahmed A, Mukhtar A, et al. The effect of magnesium sulphate infusion on the incidence and severity of emergence agitation in children undergoing adenotonsillectomy using sevoflurane anaesthesia [J]. Anaesthesia, 2013, 68 (10): 1045-1052.

[104] Hallen J, Rawal N, Gupta A. Postoperative recovery following outpatient pediatric myringotomy: a comparison between sevoflurane and halothane [J]. J Clin Anesth, 2001, 13 (3): 161-166.

[105] Davis P J, Greenberg J A, Gendelman M, et al. Recovery characteristics of sevoflurane and halothane in preschool-aged children undergoing bilateral myringotomy and pressure equalization tube insertion [J]. Anesth Analg, 1999, 88 (1): 34-38.

[106] Hijikata T, Mihara T, Nakamura N, et al. Electrical stimulation of the heart 7 acupuncture site for preventing

emergence agitation in children: A randomised controlled trial [J]. Eur J Anaesth, 2016, 33 (7): 535-542.

[107] 宋亚男, 袁懑, 杨宁, 等. 老年患者术后谵妄预测模型及干预措施的研究进展 [J]. 临床麻醉学杂志, 2021, 37 (4): 437-440.

第四章 癌症患者的谵妄管理[1]

内容提要

◇ 概述

1. 癌症患者常见活动减退型谵妄，其生存期缩短与两种谵妄亚型有关：活动减退型和混合型。

2. 癌症患者谵妄的许多诱发因素很常见，但通常可逆。

◇ 诊疗策略

1. 谵妄确诊后，需全面梳理患者谵妄的易感因素和诱发因素。

2. 针对谵妄的危险因素进行对因治疗。

3. 必要时针对其精神行为异常给予对症治疗。

◇ 对因治疗

1. 针对神经毒性反应，可考虑阿片类药物的轮替，例如将阿片类药物轮换为芬太尼或美沙酮。

2. 若脱水被确认为谵妄发作的潜在诱发因素，试用水化治疗。

3. 根据感染源或病原菌是否明确，考虑广谱抗生素或窄谱抗生素。

4. 在符合适应证的条件下，强烈建议应用双膦酸盐

（如静脉注射帕米膦酸盐和唑来膦酸）控制高钙血症；若控制无效，可考虑地舒单抗，但需监测血清钙水平，避免低钙血症。

5. 多种恶性肿瘤和药物均可诱发抗利尿激素分泌失调综合征（SIADH），建议停用诱发 SIADH 的相关药物，限制入量，保证口服盐的充分摄入；必要时可考虑抗利尿激素受体拮抗剂（托伐普坦和考尼伐坦）进行治疗，但需注意其肝毒性；并注意避免因低钠血症纠正过快而诱发渗透性髓鞘溶解综合征。

6. 建议补充镁剂治疗低镁血症，静脉注射硫酸镁可逆转精神症状。

7. 若化疗和免疫治疗等引起谵妄，可考虑停用相关药物或治疗。

◇ 对症治疗

1. 以对因治疗为主，对症治疗仅限于：①患者出现令其痛苦不适的症状，如幻觉、错觉等知觉障碍。②对自己或他人的人身安全构成潜在威胁。

2. 对症治疗应选择最低有效剂量的抗精神病药物，且仅在短期内使用。

3. 奥氮平、喹硫平、阿立哌唑可能有助于控制谵妄，较少出现锥体外系不良反应；奥氮平和喹硫平的镇静作用有利于治疗活动过度型谵妄；阿立哌唑不良事件更少。

4. 不建议应用氟哌啶醇或利培酮控制轻中度谵妄的症状。

5. 苯二氮䓬类药物是治疗酒精戒断或苯二氮䓬类药物戒断症状的一线药物，也可用于治疗患者在谵妄急性期出现的严重不适症状。

6. 抗精神病药物和苯二氮䓬类药物本身会引起患者躁动和谵妄。

7. 对癌症患者谵妄的药物治疗研究相对不足，在全球范围内，尚无公认的、被批准用于治疗谵妄的药物。

◇ 其他

1. 推荐处方精简，减少多药联用。

2. 虽然证据有限，仍推荐针对癌症患者谵妄危险因素进行非药物干预。

◇ 患者、家人与医护团队

1. 建议癌症患者的亲属防患于未然，提前了解谵妄的信息。

2. 应对谵妄最有效的措施是由医护人员结合宣传单或手册，为家属提供教育和心理支持。

3. 跨学科的谵妄教育应成为跨学科或全院战略的核心。

◇ 未来亟须对谵妄的药物和非药物干预策略开展更多的高质量临床试验研究。

癌症患者，尤其是在癌症晚期或者临近生命终点的老年患者谵妄的发生率相对较高，因为恶性肿瘤及其并发症容易导致谵妄，许多抗肿瘤治疗药物和技术更增加了谵妄发生的风险。谵妄一旦发生，不但对患者而言是一个极为痛苦而恐怖的体验，而且会给家属和医护人员带来巨大的压力和负担。

第一节 癌症患者谵妄的发病率、分型与危险因素

一、癌症患者谵妄的发病率

（一）研究指出：

1. 高达 88% 的患者在生命的最后数周至数小时内发生谵妄[2]。

2. 在急性缓和医疗单元（acute palliative care units，APCU）中死亡的患者中，有 90% 患有谵妄[3]。

3. 多数研究证实，谵妄的发病率随着年龄的增长而增加[4]。

（二）然而，对于晚期癌症患者谵妄的发病率，不同研究结果之间差别很大，部分原因在于医护人员对于谵妄的了解和诊断不足。另外，癌症患者死亡率的增加也与谵妄密切相关，在接受骨髓移植的患者中尤为严重[1]。

（三）值得注意的是，多数相关研究主要针对接受缓和医疗的住院晚期癌症患者[5]，而对于门诊晚期癌症患者谵妄的发病情况，知之甚少。

二、癌症患者谵妄的分型

（一）癌症患者的谵妄最常见的临床亚型是活动减退型（hypoactive delirium）[6]，也是肿瘤医疗团队经常遗漏的亚型[7]。

（二）在生命最后几个月，癌症患者生存期缩短与两种谵妄亚型有关，即活动减退型谵妄和混合型谵妄[8]。

三、癌症患者谵妄的危险因素

（一）与术后谵妄患者类似，癌症患者谵妄的危险因素也分为 2 类。

1. 易感因素（predisposing factors） 基线状态下已经存在的状况和因素，或称为间接危险因素。

2. 诱发因素（precipitating factors） 那些激活特定谵妄事件的急性损伤，或称为直接危险因素。

（二）有研究指出，在发生谵妄的成人癌症患者中，31% 的患者有 1 个致病因素，69% 的患者有多个致病因素（平均有 3 个致病因素）[9]。

（三）癌症患者更容易出现谵妄，有三方面的诱发因素（直接危险因素）。

1. 脑转移或脑膜转移，直接导致认知功能损害

（cognitive compromise）。

2. 许多身体其他部位的癌灶诱发机体一系列复杂的免疫介导反应，对中枢神经系统发动远程攻击，导致副肿瘤综合征。

3. 针对癌症的化疗和放疗均可能对认知功能造成不同程度的损害[10-11]，从而进一步增加谵妄发生的风险（表4-1）。

（四）有研究探讨了"基线易感"（baseline vulnerability）与"诱发因素"之间的相互作用[4]，结果表明：

1. 增加老年患者基线易感性的易感因素包括视力损害、疾病严重程度、既往存在认知功能障碍和脱水（血尿素氮/肌酐比值≥18）。

2. 具有较高基线易感性的患者在任一诱发因素的刺激下均容易出现谵妄。

3. 具有较低基线易感性的患者对诱发因素的耐受力更强，更不易发生谵妄。

（五）另一项研究[12]指出，与谵妄发生密切相关的5个因素为：

1. 高龄。

2. 入院时存在认知功能障碍。

3. 低蛋白血症。

4. 是否存在骨转移（无论血清钙水平是否异常）。

5. 血液系统恶性肿瘤。

（六）《日本心理肿瘤学会/日本癌症支持护理协会

成人癌症患者谵妄临床指南（修订版）》（A revision of JPOS/JASCC clinical guidelines for delirium in adult cancer patients）指出癌症患者谵妄的诱发因素包括[13]：

1. 全身状况不佳。

2. 脱水。

3. 电解质异常（如钠异常、高镁血症）。

4. 低蛋白血症。

5. 感染。

6. 缺氧性脑病和其他生理异常。

7. 应用某些药物（例如阿片类药物）等。

（七）其他还需要关注的危险因素包括感染、抑郁、酗酒、器官功能障碍以及血清钠、钾或血糖异常等[9,14-16]。此外，许多药物可能诱发谵妄，特别是阿片类、苯二氮草类、皮质类固醇和抗精神病药物[13,17]。表4-1总结了癌症患者谵妄的直接和间接的危险因素[1]。

（八）值得注意的是，在晚期癌症患者中，谵妄的许多诱发因素是很常见的，但通常可能是可逆的。

表4-1　成人癌症患者谵妄发病的诱发因素
（直接危险因素）和易感因素（间接危险因素）[1]

谵妄的诱发因素（直接危险因素）
·癌症相关因素[12]
（1）原发性中枢神经系统肿瘤
（2）继发性中枢神经系统肿瘤：脑转移、脑膜转移

（3）副肿瘤综合征

·抗癌治疗的毒性[10,12,75]

（1）脑部放疗：急性或迟发性脑病

（2）化疗：甲氨蝶呤、顺铂、长春新碱、甲苄肼、天冬酰胺酶、阿糖胞苷、5-氟尿嘧啶、异环磷酰胺、他莫昔芬（罕见）、依托泊苷（高剂量）、硝基脲类化合物、烷化剂（高剂量或动脉途径）

谵妄的易感因素（间接危险因素）

·癌症患者基础疾病（physical complications）[14-15]

（1）肝性脑病、肾性脑病、肺性脑病

（2）电解质紊乱，包括抗利尿激素分泌失调综合征（SIADH）

（3）血糖异常

（4）任何部位的感染和脓毒血症（包括静脉系统）

（5）血液学异常（haematological abnormalities）

（6）营养不良（nutritional deficiency）

　　①硫胺素（维生素 B_1）缺乏

　　②叶酸（维生素 B_9）缺乏

　　③钴胺素（维生素 B_{12}）缺乏

（7）脱水

（8）痫性发作后，非惊厥性癫痫持续状态（nonconvulsive status epilepticus）

（9）血管炎

·药物[4,17]

（1）抗焦虑药，安眠药

（2）阿片类药物

（3）糖皮质激素

（4）非甾体抗炎药

（5）抗惊厥药

（6）抗胆碱能药物

　　①东莨菪碱（氢溴酸东莨菪碱）

　　②阿托品

　　③颠茄生物碱

　　④具有抗胆碱能活性的药物，如三环类抗抑郁药、苯海拉明、异丙嗪、苯海索、丁溴东莨菪碱（hyoscine butylbromide）

（7）其他精神活性药物：抗精神病药、抗抑郁药、左旋多巴、碳酸锂

（8）抗感染药物：环丙沙星、阿昔洛韦、更昔洛韦

（9）H_2受体阻滞剂

（10）奥美拉唑

（11）免疫调节剂：干扰素、白细胞介素、环孢素

（12）多药联用

• 其他易感因素[4,75]

（1）年龄＞70岁

（2）已存在的认知障碍，如痴呆

（3）既往有谵妄病史

（4）听力障碍

（5）视力障碍

（6）尿潴留或者留置导尿

（7）便秘

（8）酒精或药物的滥用或戒断（包括尼古丁）

（9）中枢神经系统疾病或创伤，既往有脑卒中或短暂性脑缺血发作史

（10）肝衰竭

（11）肾衰竭

（12）终末期心脏病

（13）终末期肺病

（14）内分泌疾病

第二节　癌症患者谵妄的评估、诊断和筛查

一、在癌症患者中，谵妄的发生似乎并没有我们描述得那么普遍，因为许多谵妄患者经常被漏诊，或误诊为其他精神疾病[4]。部分原因在于谵妄的症状波动多变、不易识别。尤其是伴有认知功能障碍的癌症患者，其出现活动减退型（比活动过度型更难识别）的谵妄更是如此。

二、照护家属提供患者的既往病史和症状表现对明确谵妄的诊断意义重大。

三、鉴于癌症患者谵妄的发病率较高，对于住院的癌症患者，建议医护人员至少每日 1 次观察患者在认知或身体功能或行为方面，近期是否出现明显的变化或波动。一些标志性变化[1]包括：

1. 难以集中注意（impaired concentration）。

2. 反应迟缓（slow responses）。

3. 沉默寡言（withdrawal）。

4. 睡眠障碍（sleep disturbances）。

5. 幻觉。

6. 意识模糊（confusion）。

7. 躁动（agitation）。

8. 坐立不安（restlessness）。

9. 情绪改变（表 4-2）。

表 4-2　谵妄的临床表现 [1,18,76-77]

临床特征	症状表现
前驱表现（通常为单一症状）	焦虑，不安，易激惹，定向障碍，睡眠障碍
认知障碍	注意力和觉知（awareness）受损（与基线相比有变化），意识障碍（impairment of consciousness），唤醒障碍（disturbance in level of arousal），对环境（时间、空间）或自我（他人）定向障碍，专注度（concentration）下降，思维混乱，即时回忆和近期记忆受损，视觉空间障碍，语言障碍，语无伦次
知觉障碍与妄想	• 感知障碍：幻觉（常见幻视或幻触），错觉（illusions），误释（misinterpretations） • 短暂出现的妄想
精神运动障碍	• 活动减退型谵妄：运动减少，无精打采（lethargic），言语减少，精神运动活动减少 • 活动过度型谵妄：躁动，坐立不安，言语增多，惊跳（startle）反应增强，精神运动活动增多 • 混合型谵妄：兼具活动减退型和活动过度型谵妄的特征，波动善变，难以预测
睡眠-觉醒周期障碍	失眠，令人痛苦的梦和噩梦，昼夜颠倒（reversal of sleep-wake cycle），夜晚症状恶化，白天过度嗜睡
情感障碍	焦虑，恐惧，易激惹，情绪不稳定，欣快，沮丧，淡漠（apathy），退缩，谵妄时可能会喊叫、尖叫或呻吟

临床特征	症状表现
神经系统异常表现	震颤（扑翼样震颤），肌阵挛，额叶释放体征（掌颌反射、口鼻反射、抓握反射），书写困难，结构性失用症，命名性失语（dysnomic aphasia）
病程（timeline）	• 经过数小时到数天，症状常会快速进展 • 症状的严重性在 24 小时内呈波动性变化，通常在傍晚和夜间加重 • 在住院患者中，症状持续约 1 周（不包括濒死患者），还取决于谵妄的诱发因素能否得到纠正，谵妄症状可能会持续存在，尤其是在老年患者中

四、一旦发现癌症患者出现上述问题，建议由受过训练并培训合格的医疗专业人员根据患者的症状，参考 DSM-5[18] 或国际疾病分类（ICD）标准，结合谵妄评估量表（CAM）的评定结果，对患者进行严谨的临床评估。

五、虽然有护理谵妄筛查量表（Nu-DESC）、谵妄观察筛查量表（Delirium Observation Screening scale，DOS）和其他癌症患者谵妄筛查工具的报道，但目前无特定的工具可以推荐[13]。

六、通过专业的评估，一旦提示癌症患者出现谵妄：

（一）最重要的是立即全面梳理谵妄患者的易感因素和诱发因素，这是接下来针对谵妄危险因素进行对因治疗的前提。对晚期癌症患者的研究表明，20%～50%的谵妄发作是可以逆转的（例如药物引起的谵妄通常是可逆的）[3,19]。

（二）最后针对谵妄患者的精神行为异常，给予相应的对症支持治疗，但选择抗精神病药物治疗谵妄时应限于2类情况：

1. 谵妄患者出现令其痛苦不适的症状（如幻觉、错觉等知觉障碍）。

2. 患者对自己或他人的人身安全构成潜在的威胁。

权衡利弊后，应选择最低有效剂量的药物治疗，且仅在短期内使用（表4-3）[1]。

表4-3　成人患者谵妄症状管理中的药物干预策略[1,55,79-80]

药物治疗	推荐起始剂量	注释
第一代抗精神类药物		
氟哌啶醇	• 0.5～1mg，口服或皮下注射，即刻 • 根据患者病情，必要时可用剂量：0.5～1mg，口服或皮下注射，每小时1次（如需定期给药，可每8～12小时1次） • 对高龄或虚弱的患者推荐更低的剂量，例如0.25～0.5mg，并逐渐滴定 • 也可以给予静脉注射（需要心电图监测）和肌内注射	• 可能导致锥体外系不良反应（EPSEs） • 由于有EPSEs的风险，帕金森病或路易体痴呆患者禁止使用该药 • 可能延长QTc间期

药物治疗	推荐起始剂量	注释
左美丙嗪	• 5 ~ 12.5mg，口服或皮下注射，即刻 • 根据患者病情，必要时可用剂量：5 ~ 12.5mg，口服或皮下注射，每 2 小时 1 次（如需定期给药，可每 8 ~ 12 小时 1 次） • 对高龄或虚弱的患者推荐更低的剂量，例如 2.5mg，并逐渐滴定 • 也可通过深部肌内注射给药	• 镇静、抗胆碱能作用 • 可能引起 EPSEs、体位性低血压（orthostatic hypotension）、反常躁动（paradoxical agitation） • 皮下注射可能引起刺激反应（irritation）（有些国家片剂的剂量是 6mg，而不是 5mg）
氯丙嗪（在某些指南中，谵妄患者禁用氯丙嗪）	• 12.5 ~ 25 mg，口服或直肠给药，即刻（如需定期给药，可每 6 ~ 12 小时 1 次） • 在老年患者中，采用更低剂量 • 肝肾功能不全患者慎用 • 也可进行缓慢的静脉注射（稀释）或静脉输液，深部肌内注射给药	• 镇静、抗胆碱能作用 • 可能引起 EPSEs、体位性低血压 • 可能延长 QTc 间期 • 注射用药可引起局部刺激

第二代抗精神类药物

奥氮平	• 2.5 ~ 5mg，口服或皮下注射，即刻（如需定期服药，2.5 ~ 5mg 起始，口服或皮下注射，每日 1 次，通常在睡前服用）	• 可能引起困倦、体位性低血压 • 影响代谢（长期使用）

药物治疗	推荐起始剂量	注释
奥氮平	• 老年患者和肝功能不全患者应减量 • 有口崩片可供选用 • 也可以肌内注射	• 警示：与苯二氮䓬类药物联用有过度镇静和呼吸抑制的风险
喹硫平	• 25mg（速释型），口服，即刻（如需定期服药，每12小时1次） • 老年患者和肝功能不全患者应减量 • 仅限口服	• 镇静 • 与其他非典型抗精神病药相比，引起EPSEs的可能性更小 • 可能引起体位性低血压、头晕
利培酮	• 0.5mg，口服，即刻（如需定期服药，每12小时1次） • 老年患者和严重肝肾功能不全患者应减量 • 有口崩片可供选用 • 仅限口服	• 若24小时内用药＞6mg，则可增加EPSEs发生风险 • 可能导致失眠、躁动、焦虑、困倦、体位性低血压
第三代抗精神类药物		
阿立哌唑	• 5mg，口服或肌内注射（速释型），即刻（如需定期服药，每24小时1次） • 减少老年患者和细胞色素P450 2D6慢代谢患者的剂量 • 有口崩片和口服液可供选用	• 较少引起EPSEs • 可能引起头痛、躁动、焦虑、失眠、头晕、困倦 • 警示：细胞色素P450 2D6和3A4具有药物间相互作用，建议咨询药剂师以获取更多细节信息

药物治疗	推荐起始剂量	注释
苯二氮䓬类药物		
单用治疗酒精或苯二氮䓬类药物戒断	• 警示：严重肺功能不全、严重肝脏疾病、重症肌无力患者（濒死患者除外）	• 警示：有高剂量奥氮平联合苯二氮䓬类药物致死的病例报道
咪达唑仑	• 2.5mg，皮下或静脉注射，必要时每小时 1 次（最大量 5mg） • 高龄或虚弱患者或慢性阻塞性肺病患者，或与抗精神病药物联用的患者应减量，例如 0.5～1mg，皮下或静脉注射，必要时每小时 1 次 • 也可以肌内注射	• 增加跌倒（falls）的风险 • 可能引起谵妄、困倦、头晕、反常躁动、焦虑、失眠 • 可作为急救药物用于治疗有严重躁动不适（agitation and distress）的谵妄患者
劳拉西泮	• 1mg，皮下或静脉注射，即刻（最大量 2mg） • 高龄或虚弱患者或慢性阻塞性肺病患者，或与抗精神病药物联用的患者应减量，例如 0.25～0.5mg，皮下或静脉注射，必要时每小时 1 次 • 也可以口服或舌下含服	• 增加跌倒（falls）风险 • 可能引起谵妄、困倦、反常躁动 • 皮下注射可能引起刺激反应 • 可作为急救药物用于治疗有严重躁动不适（agitation and distress）的谵妄患者

药物治疗	推荐起始剂量	注释

警示：

· 抗精神病药和苯二氮䓬类药物本身也会引起患者躁动和谵妄，目前上述药物应用于癌症患者谵妄管理的研究证据非常有限

· 如果患者有知觉障碍（如幻觉、错觉等），或者患者躁动明显，并对自己或他人的安全构成潜在威胁，此时短期应用最低有效剂量的抗精神病药或苯二氮䓬类药物可以在谵妄治疗中发挥一定作用

· 谵妄的药物治疗应在必要时启动，当令人痛苦不堪的谵妄症状持续不缓解时，可能需要患者定期服药，但疗程应尽可能短

· 目前在全球范围内尚无公认的、被批准用于治疗谵妄的药物，以上内容仅供参考，因此在临床具体用药时需咨询药剂师或专科医生，根据不同的患者给予个体化用药

第三节　癌症患者谵妄的预防

一、非药物干预策略

（一）非药物干预策略大致分为多元干预（multicomponent interventions）和光照疗法（bright light therapy）。多元干预包括对医护人员、患者及其家属进行谵妄教育，多学科和专家团队支持（a multidisciplinary and specialist team approach），症状管理，环境调整，评估谵妄风险并减少其危险因素[13]。

（二）不少证据表明，多元非药物干预可以有效预防住院患者的谵妄，甚至可降低 1/3 的谵妄发生[20]。多项

研究表明，非药物干预策略在预防癌症治疗期的谵妄是有效的，但其预防终末期谵妄（terminal delirium）的有效性尚未得到证实[13]。

（三）在各种临床实践指南中，推荐针对癌症患者谵妄危险因素进行非药物干预策略（表4-4），但这些推荐仍主要基于专家共识，目前用于预防及管理癌症患者谵妄的研究证据仍十分有限[1]。

（四）由于缺乏高质量的相关研究，非药物干预策略在防治成人癌症患者谵妄的有效性和成本效益（efficacy and cost-effectiveness）仍是待解之谜。

表4-4　老年非ICU住院患者的预防与管理谵妄的
非药物干预策略[1,4,78]

与患者相关的谵妄危险因素	干预策略
认知障碍	•医护人员与家属帮助患者重新定向（时间、空间、身份等） •向患者解释他们现在在哪里，他们是谁，以及医护人员自己的身份和所扮演的角色 •使用白板及容易看到时间的时钟来帮助患者进行定向（时间、空间、身份等） •借助刺激认知的活动，如怀旧和追忆往事（reminiscence） •避免频繁地更换病房
视力障碍	•使用眼镜或其他辅助视力的工具

与患者相关的谵妄危险因素	干预策略
听力障碍	• 使用助听器或其他便携式的扩音设备 • 确保耳道无耳垢堆积（impacted wax）
制动	• 鼓励所有患者积极进行全范围关节运动（range-of-motion）锻炼 • 若患者的体力允许，鼓励其尽可能地活动，必要时可提供辅助步行的设备 • 避免不必要的导尿 • 避免采用身体约束
脱水	• 若患者能安全地吞咽，则鼓励患者饮水 • 必要时在患者用餐时给予协助
睡眠-觉醒昼夜周期障碍（Sleep-wake circadian cycle disturbance）	• 白天：尽可能多地暴露在日光下，避免打盹 • 夜间：就寝时可给予不含咖啡因的温饮料，播放舒缓的音乐，将光线、噪声与各种干扰最小化

二、药物干预策略

（一）鉴于相关研究匮乏，尚未推荐可预防癌症患者谵妄的药物。

（二）不建议使用抗精神病药物预防癌症患者的谵妄[13]。

（三）基于现有证据，老年患者的处方精简（deprescribing）应该是有益的。处方精简是指减少或停用可能有害或不再获益的药物[21]，医生应避免处方不当药物。

（四）如前所述，脑失衡导致多巴胺相对过量和胆碱相对不足是谵妄发生的主要神经机制之一。研究提示：

1. 老年患者的多药联用存在的谵妄风险（与抗胆碱药物和镇静药物负荷相关）。

2. 同时，多药联用也会增加晚期癌症患者抗胆碱药物的负荷。

3. 处方精简策略有利于减少癌症患者多药联用，并使药物间的相互影响更易于识别[22-23]。

第四节　针对谵妄危险因素进行的对因治疗

一、阿片类药物的轮替［opioid rotation（or switching）］

（一）虽然证据有限，如果存在阿片类药物引起的神经毒性反应（opioid-induced neurotoxicity，OIN），阿片类药物的轮替使用可能是合适的[13]。

（二）阿片类药物中毒导致的谵妄被称为阿片类药物相关性谵妄（opioid-associated delirium），临床上治疗这类谵妄的标准策略是减少剂量或换用不同的阿片类药物，例如将阿片类药物轮换为芬太尼（fentanyl）或美沙酮（methadone）。轮替使用策略可以使阿片类等镇痛药物的剂量降低 30% ～ 50%[24]，有助于缓解谵妄。

二、临床辅助水化治疗（clinically assisted hydration）

（一）如果脱水被确认为谵妄发作的潜在诱发因素，权衡利弊后，可以试用水化治疗[25-26]。

（二）水化治疗也可用于嗜睡的谵妄患者，他们通常无法饮水，在缓和医疗环境下通过皮下灌注（hypodermoclysis）给予水化治疗。对于脱水（dehydration）或低血容量（hypovolaemia）患者，补充水分损失可能是必要的[27]。

（三）在预防谵妄方面，水化治疗并不比安慰剂更有效；而在治疗谵妄方面，是否采用水化治疗应根据不同患者的具体情况而定。

（四）对于处于生命最后几天的癌症患者，给予系统性的水化治疗（systematic hydration）是否能改善谵妄尚无定论[28]。

三、处理潜在可逆感染

（一）感染是谵妄的常见诱发因素[29]。70% 的菌血症患者出现从嗜睡到昏迷程度不等的神经系统症状，80% 的患者出现脑电图异常[30-31]。

（二）对于暂时不会因潜在癌症致死的谵妄患者，如果符合全身性脓毒血症（systemic sepsis）标准，在感染源或病原菌未明的情况下，广谱抗生素（broad-spectrum antibiotics）的应用是必要的[32]。

（三）广谱抗生素应同时覆盖革兰氏阴性和革兰氏阳性病原菌。一旦明确了致病微生物，应采用更有针对性的窄谱抗生素[32]。

（四）还需要注意，真菌感染可能是脓毒血症相关脑病的潜在病因[1]。

四、高钙血症

（一）当癌症患者出现急性或亚急性意识模糊（confusion）、虚弱无力（asthenia）或困倦（drowsiness）时，甚至仅为懒散的表现（indolent symptoms），就需要考虑到高钙血症的可能[1]。

（二）高钙血症和谵妄都是癌症患者生存的不良预后的独立预测因素。与其他潜在诱因相比，高钙血症引起的谵妄通常是可逆的（占发作的40%）[29]。但在患者走向生命终点的过程中，高钙血症往往难以控制[33-34]。

（三）双膦酸盐（bisphosphonates）可有效控制高钙血症。在符合适应症的条件下，强烈建议应用双膦酸盐（如静脉注射帕米膦酸盐和唑来膦酸）（i.v. pamidronate and zoledronicacid）控制高钙血症，以逆转谵妄症状[1]。

（四）建议4mg唑来膦酸用于高钙血症的初始治疗；对于复发或难治性病例，可考虑8mg唑来膦酸[35]。

（五）对于双膦酸盐治疗高钙血症无效的癌症患者，可以考虑地舒单抗（denosumab），该药已获得美国食品和药物管理局（FDA）批准。地舒单抗是一种人单克隆抗体和核因子－kappab 配体受体激活剂（RANKL）抑制剂，是一种有效的骨吸收抑制剂，用于骨转移和高钙血症的治疗[36]。

（六）与唑来膦酸相比，应用地舒单抗后患者发生低钙血症的风险增加，因此用药后应监测患者的钙水平，必要时需补充钙和维生素 D[37]。

（七）应用生理盐水进行肠外水化治疗不仅能纠正高钙血症引起的低血容量，还能促进钙质沉着（calciuresis）[38]。

五、抗利尿激素分泌失调综合征（syndrome of inappropriate antidiuretic hormone secretion，SIADH）

（一）由多种病因引起的内源性抗利尿激素（ADH）分泌异常增多，可导致 SIADH。临床上表现为血容量正常情况下的尿渗透压（urine osmolality）异常升高，有效血清渗透压（effective serum osmolality）异常降低，从而导致水潴留、尿排钠增多以及稀释性低钠血症等一系列相关症状[39]。

（二）作为一种副肿瘤性的内分泌异常现象（paraneo-plastic endocrine phenomenon），SIADH 最常与小细胞肺癌相关，但也可继发于其他恶性肿瘤[40]。

（三）诊断 SIADH 之前需排除可导致低钠血症的其他潜在病因，如肾上腺功能不全[39]。

（四）多种药物均可诱发 SIADH，包括化疗药物（如铂类或长春碱类)、阿片类药物、非甾体抗炎药(NSAIDs)、抗惊厥药和抗抑郁药,一些非恶性的肺部和神经系统疾病也可诱发 SIADH。

(五)对于确诊 SIADH 的患者,建议停用诱发 SIADH 的相关药物,限制入量(fluid restriction),保证口服盐的充分摄入(adequate oral salt intake)。但对于生命终末期的患者,可能不太适合采取严格的入量限制。

(六)SIADH 导致的低钠血症可以使用抗利尿激素受体拮抗剂进行治疗。

1. 可考虑托伐普坦(tolvaptan)和考尼伐坦(conivaptan)。

2. 但需要在医院对患者进行密切监测,避免因低钠血症纠正过快而诱发渗透性髓鞘溶解综合征。

3. 因为托伐普坦具有肝毒性,FDA 认为该药不适用于有潜在肝病的患者[41],不建议长期使用[1]。

六、低镁血症(hypomagnesaemia)

(一)在晚期癌症患者中,某些化疗药物可能导致明显的低镁血症,如顺铂(cisplatin)或西妥昔单抗(cetuximab)[42],大家正逐渐意识到监测癌症患者镁离子水平的重要性[43]。

(二)与低镁血症相关的神经系统症状包括[44]:

1. 意识模糊(confusion)。

2. 幻觉。

3. 易激惹(irritability)。

4. 眼球震颤（nystagmus）。

5. 痫性发作（seizures）。

6. 挛缩（contractures）。

7. 剧烈疼痛。

（三）建议补充镁剂治疗低镁血症，静脉注射硫酸镁可逆转上述症状[45]。

七、抗癌治疗

（一）如果谵妄由化疗和免疫治疗等抗癌治疗引起，建议患者停用相关药物或治疗[1]。

（二）许多抗癌治疗可导致患者出现与急性脑病相关的精神错乱。可通过血脑屏障的抗肿瘤药物更容易诱发谵妄，如卡培他滨（capecitabine）、拓扑替康（topotecan）或异环磷酰胺（ifosfamide）[10,46]。大多数谵妄在停药后可恢复[47]。

（三）一些新型癌症免疫疗法也可能会导致精神错乱，停药后症状消失[48]。

第五节 针对谵妄临床症状进行的对症治疗

一、建议单用抗精神病药物来改善癌症患者的谵妄症状[13]。

二、奥氮平、喹硫平、阿立哌唑（三者均为非典型抗精神病药物）可能有助于控制谵妄的症状。

（一）喹硫平仅有口服制剂（oral formulations）用于谵妄的急性期治疗。

（二）奥氮平和阿立哌唑除了口服剂型，还有静脉注射剂型（parenteral）或分散片剂（orally dispersible formulations）。

（三）与典型抗精神病药物（氟哌啶醇、氯丙嗪、奋乃静等）相比，奥氮平、喹硫平和阿立哌唑较少出现锥体外系不良反应。

（四）与氟哌啶醇、利培酮和奥氮平相比，阿立哌唑疗效相当，但不良事件更少[49-50]。

（五）阿立哌唑的镇静作用相对较弱，而奥氮平和喹硫平具有明显的镇静作用，有利于治疗活动过度型谵妄（hyperactive delirium），特别是有"日落现象"的谵妄患者。

三、建议单用曲唑酮来改善癌症患者的谵妄症状[51]（非常弱的推荐）。

（一）在日本，曲唑酮已被用于治疗谵妄，特别是活动减退型谵妄。

（二）在一项对日本综合医院 136 名精神病学专家的调查结果显示：无论患者年龄、是否肾功能异常或是否有糖尿病，超过 30% 的专家均推荐曲唑酮作为治疗活动减退型谵妄的一线口服药物[52]。

四、不建议应用氟哌啶醇或利培酮控制轻中度谵妄的症状。

（一）氟哌啶醇和利培酮对患有轻中度谵妄的癌症患

者非但没有益处[53]，还会使症状恶化。

（二）从逻辑上推断，氟哌啶醇和利培酮可能对严重谵妄的患者同样是有害而无益的。

（三）值得注意的是，谵妄主要的临床特征之一就是其症状的波动性，因此在临床上很难明确区分谵妄的严重程度。

（四）抗精神病药物对严重谵妄的治疗效果尚需进一步的试验研究。

五、对于终末期癌症患者（terminally ill patients with cancer），不推荐抗精神病药物作为一线药物治疗轻到中度谵妄[13]。

（一）抗精神病药物可能适用于控制终末期癌症患者严重的活动过度型谵妄。

（二）即使在生命的终点，也应该积极筛查和消除谵妄的诱因，例如治疗脱水、进行阿片类药物的轮替等。

（三）当单用抗精神病药物无法控制终末期癌症患者严重的活动过度型谵妄时，联用苯二氮䓬类药物可作为一种选择。

（四）Hui 等[54]人的研究表明：对于终末期癌症患者，也可以通过增加氟哌啶醇剂量、氟哌啶醇与氯丙嗪交替使用或氟哌啶醇与氯丙嗪联用来治疗其难治性谵妄，但要注意可能引起的低血压等副作用。

六、建议不单独使用苯二氮䓬类药物来改善癌症患者的谵妄症状[13]。

七、苯二氮䓬类药物依然是治疗酒精戒断或苯二氮䓬类药物戒断症状的一线药物。

（一）由于其明显的镇静作用和潜在的抗焦虑作用，也可用于治疗患者在谵妄急性期出现的严重不适症状（severe symptomatic distress）。

（二）因为苯二氮䓬类药物具有镇静作用，可能诱发谵妄，增加有活动能力患者跌倒的风险，所以咪达唑仑（midazolam）和其他苯二氮䓬类药物虽然在缓和医疗中应用广泛，但是在谵妄的起始治疗策略（initial strategy）中并不包含这类药物。

（三）对于谵妄患者，尤其是对于躁动的患者，无论他们是否已经接受抗精神病药物治疗，在决定使用咪达唑仑或劳拉西泮作为危机干预药物前，必须对患者进行以下3个方面的评估：

1. 症状的严重程度。

2. 使用和不使用苯二氮䓬类药物的安全风险。

3. 患者能否自己活动。

（四）哌醋甲酯（methylphenidate）可改善活动减退型谵妄（hypoactive delirium）患者的认知功能。活动减退型谵妄没有妄想（delusions）或知觉障碍（perceptual disturbance）等临床表现，且病因多不明。

（五）现有研究提示，抗精神病药物可以应用于成人患者的谵妄症状管理中（表4-3）。

1. 由于抗精神病药物和苯二氮䓬类药物本身也会引起

患者躁动和谵妄，且对癌症患者谵妄的药物治疗研究相对不足，因此关于抗精神病药物用于治疗癌症患者谵妄的研究证据有限[55]。

2. 还应该注意到，目前在全球范围内，尚无公认的、被批准用于治疗谵妄的药物。

3. 在临床具体用药时，需咨询药剂师或专科医生，针对不同的患者给予个体化用药。

（六）已有研究存在不少方法学问题，如样本量小、选择偏差和错误分类、缺乏对照组（安慰剂组）等。需要更多高质量研究揭示对癌症患者的谵妄进行药物干预的近期效果和远期预后。

第六节　患者、家人与医护团队的谵妄体验、支持与教育

一、患者

（一）患者在谵妄状态下会有强烈的情绪体验，感到焦虑和受到威胁，会在言语和动作上表现出咄咄逼人或者唯唯诺诺[27,56]。栩栩如生的幻觉或错觉会诱发患者巨大的恐惧，他们常常觉得缺乏控制感，没人倾听或理解他们[27]。

（二）谵妄会诱发严重的痛苦，即使对于那些活动减退型的谵妄患者也同样如此[57-58]。因此，在谵妄患者恢复后，除了告知其谵妄发作时的情况，患者也要有机会表

达他们自己对谵妄的感受和意见（debrief）[27]。

（三）在濒死阶段，谵妄通常变得难以治疗（难治性谵妄）。

1. 在生命的最后数小时、数天或 1～2 周，谵妄可能导致患者出现痛苦的持续躁动，可能需要以姑息镇静（palliative sedation）的形式进行镇静药物干预[59]。

2. 难治性谵妄是姑息镇静最常见的指征[60]，但姑息镇静对症状控制和生活质量的影响尚需进一步研究[61]。

3. 然而，即使在生命结束时，对谵妄及其症状的处理和改善也是可行的，这样可以减少患者、家属和医护人员的痛苦[62]。

二、家属

（一）虽然并不是所有的癌症患者都会出现谵妄，但我们建议癌症患者的亲属能够防患于未然，提前了解关于谵妄的信息，并定期复习，尤其是当患者由于疾病的进展，身体状态每况愈下时，更应如此。

（二）通常家属会长期在患者床旁进行照护，当谵妄有可能发生时，他们往往会第一时间觉察患者的病情变化，并及时上报，为医生及时干预谵妄赢得时间。

（三）在实施非药物干预策略时，家属也可以提供很多帮助[63]。

（四）因为谵妄的主要症状包括认知障碍（注意力、记忆减退等）、知觉障碍（幻觉、病理性错觉等）和情感障碍（焦虑、抑郁、躁狂等），所以当患者接近生命的终点并出现谵妄时，他们与家属保持沟通和联结变得异常困难。

1. 当家属发现谵妄患者出现幻觉、躁动不安、难以交流时，会感到非常痛苦无助[64-66]。

2. 家属还会因此而感到愤怒：在真正的死亡到来之前，他们就已经失去了自己的至亲！

3. 家属的这种愤怒还会与无助、缺憾（inadequacy）和绝望交织在一起[66-67]。

4. 家属的这种痛苦会延续到患者离世，并继之以丧亲之痛（bereavement）[56]。

（五）应该让更多的家庭了解有关谵妄的信息。

1. 大多数家庭对晚期癌症的谵妄缺乏认识或经验。

2. 尤其是当他们误以为谵妄是由药物或难以控制的疼痛引起的，他们会更痛苦[62,64]。

3. 为了减少患者家属的痛苦，提高他们对谵妄的理解和防范，可为他们设计有关谵妄的宣传单或手册，从而增加他们应对谵妄的能力和信心[62,68]。

三、医护团队

（一）医护人员在照顾躁动的谵妄患者时，也会经历巨大的痛苦[57]。一项以肿瘤科护士为对象的调查显示，57%的护士极度担心评估谵妄，66%的护士极度担心照护谵妄患者[71]。另一项调查显示，肿瘤科护士可能不清楚如何评估谵妄和更好地处理谵妄，并可能在夜班时感到孤立无援[69]。因此，护士们表达了进一步学习谵妄和提高评估能力的渴望[69-70]。

（二）跨学科的谵妄教育应该成为跨学科或全院战略的核心，以提高整个医疗团队对谵妄的识别（recognition）、评估和管理[1]。

1. 一项基于 2 小时谵妄教育课程的调查显示，培训后，护士对谵妄的了解从 69% 增加到 86%，在 11 个月时仍维持在 81%；护士对治疗谵妄患者的信心从 47% 增加到 66%，11 个月后进一步增加到 69%[72]。

2. 一项综述指出，将跨学科教育与跨学科临床实践相结合，可以改善患者预后和医疗团队效能（performance）[73]。

3. 另外，在谵妄病例治疗结束后，医护小组需要对该病例进行团队复盘讨论（team debriefing session）[69]。

（三）如果谵妄发生，由准备充分的医护人员为家属提供教育和心理支持，结合宣传单或手册等材料，是最有效的应对措施[64,67,74]。

（四）在介绍谵妄的宣传单或手册中应该包括如下内容：

1. 谵妄的定义，详细说明谵妄的病因、症状表现、演变过程和管理。

2. 解释谵妄的核心特征之一——症状的波动性（fluctuating nature），例如谵妄患者的意识模糊期（periods of confusion）与意识清醒期（periods of lucidity）交替出现。

3. 如何恰当应对谵妄和进行非药物干预谵妄的指导信息（guidance）可能会有帮助。

第七节　小结[1]

谵妄是一种临床急症，是患者病情急剧变化的指标。对谵妄发作的有效识别、评估，以及干预的及时性和有效性取决于整个医疗团队的高度警觉（vigilance）和奉献精神（commitment）。虽然谵妄的逆转有时难以实现或不尽如人意，但还是建议采取非药物干预策略处理患者的谵妄症状，并在必要时辅以药物治疗。最后，心理支持对于所有患者及其家属都是必要的。

遗憾的是，目前在该领域的许多研究证据水平低，推荐等级弱，用于防治癌症患者谵妄的大多数非药物干预策略缺乏研究证据支持。因此，未来迫切需要对谵妄的药物和非药物干预策略开展更多高质量的临床试验，切实提高对谵妄的防治水平。

病例讨论

患者女性，71 岁，主因"乳腺癌术后间断躁动、幻觉 10 天，嗜睡 5 天"入院。

现病史：10 天前患者乳腺癌术后逐渐出现烦躁，坐立不安，意识模糊，言语混乱，注意力不集中，分不清白天和黑夜，症状呈波动性，夜间明显，卧床时有时会看到天花板上和墙上有各种动物出没，惊恐万分，彻夜不眠。5天前患者逐渐出现睡眠增多，反应迟钝，记忆力减退，淡漠，不思饮食，恶心，便秘。

既往史：高血压、糖尿病、高脂血症、脑梗死后遗症病史，长期服用氯沙坦钾氢氯噻嗪片、二甲双胍片、阿托伐他汀片、阿司匹林肠溶片等。

查体：血压160/95mmHg，心率55次/分，呼吸22次/分。嗜睡，可唤醒，言语含混不清，时间、空间定向力差，查体不合作。颅神经未见明显异常。四肢肌肉萎缩，皮肤弹性差，肌张力减低，腱反射减弱，肌力Ⅳ级，双上肢静止性震颤，指鼻试验及跟 – 膝 – 胫试验均欠稳准，颈软，双侧巴宾斯基征阳性。

辅助检查：血糖、血常规、肝肾功能、甲状腺功能、血氨及血气分析正常。术前血清钙2.87mmol/L，入院复查血清钙3.44mmol/L（正常值2.15～2.60mmol/L），血清磷0.88mmol/L（正常值1.10～1.30mmol/L），血清钠130mmol/L（正常值135～145mmol/L），血清钾3.31mmol/L（正常值3.5～5.5mmol/L），血清镁0.82mmol/L（正常值0.75～1.25mmol/L）。头颅MRI（平扫＋增强）：多发性腔隙性脑梗死。

1. 如果考虑患者发生谵妄，该谵妄类型为（　　　）。

A. 活动过度型谵妄

B. 活动减退型谵妄

C. 混合型谵妄

D. 安静型谵妄

2. 该患者谵妄的危险因素包括（　　　）。

A. 高龄患者

B. 多药联用

C. 脑梗死病史

D. 电解质紊乱

E. 以上均是

3. 患者入院后需要进一步完善的检查不包括（　　　）。

A. 骨密度检查

B. 全身静态骨显像检查

C. 血清甲状旁腺素

D. 甲状腺及甲状旁腺超声

E. Hu、Yo、Ri 抗体

4. 患者血清甲状旁腺素 25pg/mL（正常值为 70pg/mL 以下），甲状腺及甲状旁腺超声未见异常，全身静态骨显像检查未见肿瘤转移征象。下列除（　　　）项外，均可能是引起该患者高钙血症的原因。

A. 药物

B. 活动减少

C. 恶性肿瘤

D. 甲状旁腺功能亢进

E. 进食饮水不足

5. 高钙血症的临床表现包括（　　　）。

A. 神经精神症状：乏力、倦怠、淡漠、头痛、肌无力、共济失调、语言障碍、木僵、谵妄、惊厥、昏迷等

B. 心血管系统症状：血压升高和各种心律失常。心电图可见 Q-T 间期缩短、ST-T 改变等

C. 消化系统症状：食欲减退、恶心、呕吐、腹痛、便秘、消化性溃疡、钙麻痹性肠梗阻、急性胰腺炎等

D. 泌尿系统症状：多尿、烦渴、多饮、电解质紊乱和酸碱失衡、泌尿系统感染和结石、肾功能衰竭等

E. 以上均是

6. 患者应及时纠正电解质紊乱（高钙、低钾、低钠等），其中（   ）项不是控制高钙血症的措施。

A. 给予水化治疗

B. 应用袢利尿剂（如呋塞米）

C. 应用降钙素

D. 提高降压药剂量

E. 应用双膦酸盐

7. 下列措施中，除（   ）项外均有利于改善患者的谵妄症状。

A. 向照护家属讲解谵妄的特点和应对策略

B. 反复向患者解释他们的身份，以及所处的位置、时间等

C. 提供眼镜、助听器、大字的时钟、可书写的白板等辅助工具

D. 及时使用束缚带，避免意外伤害

E. 避免频繁更换房间

F. 白天鼓励多晒太阳，夜间睡眠时减少干扰和刺激

8. 针对患者睡眠增多、反应迟钝、淡漠、不思饮食、恶心、便秘等症状，建议使用下列哪种药物（　　　）？

A. 奥氮平

B. 喹硫平

C. 利培酮

D. 阿立哌唑

E. 哌醋甲酯

F. 以上都不对

9. 通过上述各项措施，患者意识逐渐清楚，对答逐渐切题，四肢逐渐可自主活动，精神恢复正常。3 周后患者开始接受化疗，化疗第 4 天再次出现意识模糊、胡言乱语，并开始出现幻觉、骂人、咬人，拒绝服药、拔输液针等表现，针对该患者症状，除暂停化疗药物外，首选的治疗方案为（　　　）。

A. 地西泮注射液

B. 氯丙嗪注射液 + 异丙嗪注射液

C. 氟哌利多注射液

D. 劳拉西泮注射液

E. 氟哌啶醇注射液

F. 氟哌啶醇注射液＋劳拉西泮注射液

10. 按上述方案治疗 3 天后患者躁狂症状趋于稳定，逐渐可以配合治疗，但仍间断有烦躁、幻觉、失眠，夜间明显，可考虑逐渐替换为下列哪一个口服药物（　　）？

A. 氟哌啶醇片

B. 劳拉西泮片

C. 奥氮平片

D. 利培酮片

E. 阿立哌唑片

F. 咪达唑仑片

答案解析

1. 答案：C。患者的症状表现符合 DSM-5 所描述的谵妄的特征：注意力和意识紊乱、认知功能紊乱（时空定向障碍、感知障碍等）、症状的波动性、有多种谵妄的危险因素等。其中，患者开始出现明显的烦躁、坐立不安、意识模糊、言语混乱、幻觉等症状符合活动过度型谵妄的特征；而随后出现的睡眠增多、反应迟钝、记忆力减退、淡漠、不思饮食等症状符合活动减退型谵妄的特征。综上，该患者具备了上述两种谵妄的特点，因此被归为混合型谵妄。其中，活动减退型谵妄又被称为"安静型谵妄"。

2. 答案：E。谵妄的危险因素可以分为诱发因素和易感因素。对癌症患者而言，谵妄的诱发因素主要包括癌症的相关因素（恶性肿瘤的脑转移或脑膜转移、副肿瘤综合征）和抗癌药物的毒性。谵妄的易感因素则包括年龄（＞70岁）、多药联用、中枢神经系统疾病或创伤（既往有脑卒中或短暂性脑缺血发作史）、电解质紊乱（如高钙血症、低镁血症、SIADH引起的低钠血症等）。

3.**答案：A**。该患者有明显的高钙血症，高钙血症常见的病因包括恶性肿瘤和原发性甲状旁腺功能亢进（约占90%），另外甲状腺功能亢进，机体代谢增高也可导致高钙血症。通过血清甲状旁腺激素、甲状腺素的测定结合甲状腺及甲状旁腺超声检查，有助于确定高钙血症的原因。如果高钙血症伴血清甲状旁腺激素升高，需考虑原发性甲状旁腺功能亢进或散发性甲状旁腺功能亢进；若高钙血症不伴甲状旁腺激素升高，说明是非甲状旁腺激素依赖性的高钙血症，则其病因多考虑恶性肿瘤。恶性肿瘤可转移至骨骼，直接破坏骨组织，引起高钙血症，或者有些肿瘤可以产生甲状旁腺激素样物质、前列腺素E及破骨细胞活化因子，使骨组织发生吸收而引起高钙血症。全身静态骨显像检查有助于及时筛查肿瘤是否有骨转移。

其他可导致高钙血症的因素包括药物（噻嗪类利尿药、碳酸锂、维生素D中毒等）、内分泌系统疾病（肢端肥大症、嗜铬细胞瘤等）、肉芽肿性疾病（结节病、嗜酸细胞肉芽肿、结核等）、脱水、长期制动等。

通过对Hu抗体（也称抗神经核抗体1型，antineuronal nuclear antibody type 1，ANNA1）、Yo抗体（也称浦肯野

细胞抗体 1 型，purkinje cell antibody type 1，PCA1）、Ri
抗体（也称抗神经细胞核抗体 2 型，antineuronal nuclear
antibody type 2，ANNA2）的检验，有助于筛查患者是否
有副肿瘤综合征。该综合征是导致癌症患者谵妄的直接因
素，通常在癌症被发现前数月就有可能诱发患者明显的精
神行为异常。

4. 答案：D。 由于患者甲状腺及甲状旁腺超声未见异
常，血清甲状旁腺激素正常，考虑非甲状旁腺激素依赖性
的高钙血症，不支持甲状旁腺功能亢进症。患者罹患恶性
肿瘤，长期服用含有噻嗪类利尿剂的降压药氯沙坦钾氢
氯噻嗪片（氢氯噻嗪可使体液排出过多，引起低血容量，
使肾小管内钙再吸收增加，尿钙排出减少），卧床增多，
活动减少，进食饮水不足等，均是导致高钙血症潜在的
病因。

5. 答案：E。 高钙血症患者除有神经系统、心血管系
统、呼吸系统、消化系统、泌尿系统的症状表现外，还易
发生异位钙沉着，可沉着于血管壁、角膜、结合膜、鼓
膜、关节周围和软骨，引起肌肉萎缩、角膜病、听力减退
和关节功能障碍等。因钙离子可激活凝血因子，故可导致
广泛性血栓形成。当血钙异常，血总钙值＜ 3mmol/L 时，
称为轻度高钙血症；血总钙值 3 ～ 3.5mmol/L 时，称为中
度高钙血症；当患者血钙增高至 3.5mmol/L 以上时，称
为重度高钙血症；如果血钙进一步升高（3.75mmol/L 以
上），同时表现为多饮、多尿、严重脱水、意识模糊、昏

迷、循环呼吸衰竭等一系列症状，被称为高血钙危象。如不及时抢救，患者可死于肾衰竭和循环衰竭。

6.答案：D。首先需要寻找高钙血症的病因，在对因治疗的基础上，容量补充是处理高钙血症的基本原则，此外还包括限制钙的摄入、促进尿钙排泄、抑制骨吸收等。具体治疗措施包括：

（1）给予水化治疗，如鼓励大量饮水或淡盐水，还可以进行静脉补液，但需关注患者的心肾功能和负荷。

（2）可以在水化的基础上给予袢利尿剂，如呋塞米，以增加尿钠排出，从而使尿钙排出亦相应增加，纠正高钙血症，但同样需要注意患者的心肾负荷。

（3）应用降钙素。降钙素可以抑制骨吸收，增加尿钙排出。如果患者使用后效果不佳，可考虑加用肾上腺皮质激素（可以抑制肠钙吸收，并可以增强降钙素的作用，但需注意激素的不良反应）。

（4）应用双膦酸盐。双膦酸盐可以抑制骨吸收，抑制肠道钙吸收。轻度高钙血症者可用阿仑膦酸钠或利塞膦酸盐；中、重度高钙血症者可应用帕米膦酸盐、唑来膦酸。若应用后效果不佳，可考虑地舒单抗，但需监测血清钙水平，以避免低钙血症。

（5）如经过上述治疗，高钙危象仍控制不佳者，需考虑进行腹膜透析或血液透析。

另外，由于本患者服用的降压药中有噻嗪类利尿剂氢氯噻嗪，增加剂量后会使高钙血症恶化，建议换用不含噻嗪类利尿剂的降压药物；患者意识好转后，在保证安全的条件下，可鼓励患者活动，有利于高钙血症的控制。

7. 答案：D。在对谵妄的非药物干预策略中，鼓励所有患者在体力允许和做好安全防护的前提下，尽可能地活动，必要时可提供辅助步行的设备；避免不必要的导尿和身体约束。

8. 答案：F。在两种情况下倾向于使用抗精神病药物治疗谵妄：①患者出现令其痛苦不适的症状（如幻觉、错觉等知觉障碍）。②对自己或他人的人身安全构成潜在威胁。针对患者睡眠增多、反应迟钝、淡漠、不思饮食、恶心、便秘等症状，其以活动减退型谵妄表现为主，暂时没有出现应用抗精神病药物的两种情况，可以暂不使用抗精神病药物，采取对因治疗策略，同时密切监测患者的生命体征和病情变化。

奥氮平、喹硫平、阿立哌唑、利培酮、氟哌啶醇等主要应用于控制活动过度型谵妄（可表现为明显的幻觉、妄想、躁动、攻击等精神行为异常）。虽然有研究证实哌醋甲酯可改善活动减退型谵妄患者的认知功能，但如果患者认知功能的下降未造成明显的痛苦不适或影响治疗和人身安全，仍可以考虑暂不用药，继续观察。

9. 答案：F。通过分析题干可知，患者经过对因治疗后，谵妄得到很好的缓解和控制。但该患者接受化疗后再次诱发谵妄（化疗药物是癌症患者谵妄发生的直接危险因素），以活动过度型谵妄表现为主，其意识模糊、胡言乱语、幻觉、骂人、咬人、拒绝服药、拔输液针等精神行为异常属临床急症，需接受紧急治疗，如果没有明确禁忌［低钾、低镁血症，肝功能不全，基线有QT间期延长（＞440ms），心脏疾病（二尖瓣脱垂或心室扩张），路易体痴呆，帕金森病等］，推荐肌内注射氟哌啶醇注射液，联合静脉注射劳拉西泮注射液，后者可减少氟哌啶醇的剂量，并降低氟哌啶醇锥体外系不良反应发生的风险，且效果优于单用氟哌啶醇注射液或劳拉注射液。

若医院没有上述两种药物或剂型，也可选择地西泮注射液或氯丙嗪注射液。由于这两种药物均可肌内注射或静脉注射，所以一般用于躁动不安，无法经口给药的严重谵妄患者，但是需要注意地西泮的呼吸抑制作用，以及氯丙嗪的抗胆碱能作用。

10. 答案：C。氟哌啶醇作为典型抗精神病药物，具有锥体外系不良反应、延长QTc间期等风险，因此在癌症患者严重谵妄症状得以控制后，建议逐渐替换为非典型抗精神病药物，如奥氮平、喹硫平、利培酮、阿立哌唑、齐拉西酮等。与典型抗精神病药物相比，非典型抗精神病药物具有作用谱广、疗效好、安全性好等优点。

由于患者躁狂症状趋于稳定，可配合治疗，仍间断有烦躁、幻觉、失眠，属于非重度的谵妄，因此氟哌啶醇和利培酮暂不适用（氟哌啶醇和利培酮对患有轻、中度谵妄的癌症患者非但没有益处，还可能使症状恶化）。虽然阿立哌唑的不良反应相对较轻，但由于其镇静作用不显著，因此不适用于夜间谵妄症状突出的癌症患者。

虽然苯二氮䓬类药物是治疗酒精、苯二氮䓬类药物戒断相关谵妄的一线药物，也可用于治疗谵妄急性期出现的严重不适症状，但鉴于该患者症状严重程度较前明显减轻，且该类药物具有诱发谵妄的潜在风险，暂不作为处理该患者现阶段谵妄症状的首选用药。奥氮平和喹硫平由于其镇静作用均可用于"日落现象"明显的谵妄患者，其中奥氮平有可供皮下或肌内注射的剂型，增加了其控制激越、躁动症状的优越性，不少精神专科医院还有口崩片剂型可供选用，适用于拒服药的不合作患者。

另外，在没有抗精神病药物，仅有口服苯二氮䓬药物的综合医院，在选择用药时，可优先考虑奥沙西泮片或劳拉西泮片，因为相对于其他苯二氮䓬药物，两者诱发谵妄的风险可能更低。

参考文献

[1] Bush S H, Lawlor P G, Ryan K, et al. Delirium in adult cancer patients: ESMO Clinical Practice Guidelines [J]. Ann Oncol, 2018, 29（Suppl 4）: iv143–iv165.

[2] Hosie A, Davidson P M, Agar M, et al. Delirium prevalence, incidence, and implications for screening in specialist palliative care inpatient settings: a systematic review [J]. Palliat Med, 2013, 27（6）: 486–498.

[3] Lawlor P G, Gagnon B, Mancini I L, et al. Occurrence, causes, and outcome of delirium in patients with advanced cancer: a prospective study [J]. Arch Intern Med, 2000, 160 (6): 786–794.

[4] Inouye S K, Westendorp R G, Saczynski J S, et al. Delirium in elderly people–authors'reply [J]. Lancet, 2014, 383 (9934): 2045.

[5] Şenel G, Uysal N, Oguz G, et al. Delirium Frequency and Risk Factors Among Patients With Cancer in Palliative Care Unit [J].Am J Hosp Palliat Care, 2017, 34 (3): 282–286.

[6] Uchida M, Okuyama T, Ito Y, et al. Prevalence, course and factors associated with delirium in elderly patients with advanced cancer: a longitudinal observational study [J]. Jpn J Clin Oncol, 2015, 45 (10): 934–940.

[7] De La Cruz M, Fan J, Yennu S, et al. The frequency of missed delirium in patients referred to palliative care in a comprehensive cancer center [J]. Support Care Cancer, 2015, 23 (8): 2427–2433.

[8] Kim S, Kim S, Kim J, et al. Differential Associations Between Delirium and Mortality According to Delirium Subtype and Age: A Prospective Cohort Study [J]. Psychosom Med, 2015, 77 (8): 903–910.

[9] Tuma R, De Angelis L M. Altered mental status in

patients with cancer [J]. Arch Neurol, 2000, 57 (12):
1727-1731.

[10] Matsuoka H, Yoshiuchi K, Koyama A, et al.
Chemotherapeutic drugs that penetrate the blood-brain
barrier affect the development of hyperactive delirium
in cancer patients [J]. Palliat Support Care, 2015,
13 (4): 859-864.

[11] Vitali M, Ripamonti C I, Roila F, et al. Cognitive
impairment and chemotherapy: a brief overview [J].
Crit Rev Oncol Hematol, 2017, 118: 7-14.

[12] Ljubisavljevic V, Kelly B. Risk factors for development
of delirium among oncology patients [J].Gen Hosp
Psychiatry, 2003, 25 (5): 345-352.

[13] Matsuda Y, Tanimukai H, Inoue S, et al. A revision
of JPOS/JASCC clinical guidelines for delirium in
adult cancer patients: a summary of recommendation
statements [J]. Jpn J Clin Oncol, 2023, 53 (9):
808-822.

[14] Jeejeebhoy K N. Malnutrition, fatigue, frailty, vulnerability,
sarcopenia and cachexia: overlap of clinical features
[J]. Curr Opin Clin Nutr Metab Care, 2012, 15 (3):
213-219.

[15] Laird B J, McMillan D C, Fayers P, et al. The
systemic inflammatory response and its relationship

to pain and other symptoms in advanced cancer [J].
Oncologist, 2013, 18 (9): 1050-1055.

[16] MacDonald N. Terminology in cancer cachexia:
importance and status [J]. Curr Opin Clin Nutr Metab
Care, 2012, 15 (3): 220-225.

[17] Caraceni A. Drug-associated delirium in cancer patients
[J]. EJC Suppl, 2013, 11 (2): 233-240.

[18] 美国精神医学学会. 精神障碍诊断与统计手册 [M].
第 5 版. 北京: 北京大学出版社, 2016: 586-592.

[19] Hosie A, Lobb E, Agar M, et al. Measuring delirium
point-prevalence in two Australian palliative care
inpatient units [J]. Int J Palliat Nurs, 2016, 22 (1):
13-21.

[20] Siddiqi N, Harrison J, Clegg A, et al. Interventions
for preventing delirium in hospitalised non-ICU
patients [J]. Cochrane Database Syst Rev, 2016, 3:
CD005563.

[21] Farrell B, Pottie K, Rojas-Fernandez C H, et al.
Methodology for Developing Deprescribing Guidelines:
Using Evidence and GRADE to Guide Recommendations
for Deprescribing [J]. PLoS One, 2016, 11 (8):
e0161248.

[22] LeBlanc T W, McNeil M J, Kamal A H, et al.
Polypharmacy in patients with advanced cancer and the

role of medication discontinuation [J]. Lancet Oncol, 2015, 16 (7): e333–e341.

[23] Riechelmann R P, Zimmermann C, Chin S N, et al. Potential drug interactions in cancer patients receiving supportive care exclusively [J]. J Pain Symptom Manage, 2008, 35 (5): 535–543.

[24] Indelicato R A, Portenoy R K. Opioid rotation in the management of refractory cancer pain [J]. J Clin Oncol, 2002, 20 (1): 348–352.

[25] Lawlor P G, Bush S H. Delirium diagnosis, screening and management [J]. Curr Opin Support Palliat Care, 2014, 8 (3): 286–295.

[26] Nakajima N, Satake N, Nakaho T. Indications and practice of artificial hydration for terminally ill cancer patients [J]. Curr Opin Support Palliat Care, 2014, 8 (4): 358–363.

[27] Lawlor P G, Bush S H. Delirium in patients with cancer: assessment, impact, mechanisms and management [J]. Nat Rev Clin Oncol, 2015, 12 (2): 77–92.

[28] Hui D, Dev R, Bruera E. The last days of life: symptom burden and impact on nutrition and hydration in cancer patients [J]. Curr Opin Support Palliat Care, 2015, 9 (4): 346–354.

[29] Morita T, Tei Y, Tsunoda J, et al. Underlying

pathologies and their associations with clinical features in terminal delirium of cancer patients [J]. J Pain Symptom Manage, 2001, 22 (6): 997–1006.

[30] Young G B, Bolton C F, Archibald Y M, et al. The electroencephalogram in sepsis–associated encephalopathy [J]. J Clin Neurophysiol, 1992, 9 (1): 145–152.

[31] Young G B, Bolton C F, Austin T W, et al. The encephalopathy associated with septic illness [J]. Clin Invest Med, 1990, 13 (6): 297–304.

[32] Gofton T E, Young G B. Sepsis–associated encephalopathy [J]. Nat Rev Neurol, 2012, 8 (10): 557–566.

[33] Sternlicht H, Glezerman I G. Hypercalcemia of malignancy and new treatment options [J]. Ther Clin Risk Manag, 2015, 11: 1779–1788.

[34] Penel N, Dewas S, Hoffman A, et al. Cancer–associated hypercalcemia: validation of a bedside prognostic score [J]. Support Care Cancer, 2009, 17 (8): 1133–1135.

[35] Major P, Lortholary A, Hon J, et al. Zoledronic acid is superior to pamidronate in the treatment of hypercalcemia of malignancy: a pooled analysis of two randomized, controlled clinical trials [J]. J Clin Oncol, 2001, 19 (2): 558–567.

[36] Hu M I, Glezerman I G, Leboulleux S, et al. Denosumab for treatment of hypercalcemia of malignancy [J]. J Clin Endocrinol Metab, 2014, 99 (9): 3144-3152.

[37] Body J J, Niepel D, Tonini G. Hypercalcaemia and hypocalcaemia: finding the balance [J]. Support Care Cancer, 2017, 25 (5): 1639-1649.

[38] Clines G A. Mechanisms and treatment of hypercalcemia of malignancy [J]. Curr Opin Endocrinol Diabetes Obes, 2011, 18 (6): 339-346.

[39] Spasovski G, Vanholder R, Allolio B, et al. Clinical practice guideline on diagnosis and treatment of hyponatraemia [J]. Eur J Endocrinol, 2014, 170 (3): G1-G47.

[40] Pelosof L C, Gerber D E. Paraneoplastic syndromes: an approach to diagnosis and treatment [J]. Mayo Clin Proc, 2010, 85 (9): 838-854.

[41] European Association for the Study of the Liver. EASL Clinical Practice Guidelines for the management of patients with decompensated cirrhosis [J]. J Hepatol, 2018, 69 (2): 406-460.

[42] Fakih M G, Wilding G, Lombardo J. Cetuximab-induced hypomagnesemia in patients with colorectal cancer [J]. Clin Colorectal Cancer, 2006, 6 (2):

152–156.

[43] Centeno C, Lopez Saca J M. An update on the importance of monitoring serum magnesium in advanced disease patients [J]. Curr Opin Support Palliat Care, 2013, 7 (4): 396–405.

[44] López-Saca J, López-Picazo J, Larumbe A, et al. Hypomagnesemia as a possible explanation behind episodes of severe pain in cancer patients receiving palliative care[J]. Support Care Cancer, 2013, 21(2): 649–652.

[45] Schrag D, Chung K Y, Flombaum C, et al. Cetuximab therapy and symptomatic hypomagnesemia [J]. J Natl Cancer Inst, 2005, 97 (16): 1221–1224.

[46] Lo Y, Shen L J, Chen W H, et al. Risk factors of ifosfamide-related encephalopathy in adult patients with cancer: A retrospective analysis [J]. J Formos Med Assoc, 2016, 115 (9): 744–751.

[47] Nolan C, DeAngelis L M. The confused oncologic patient: a rational clinical approach [J]. Curr Opin Neurol, 2016, 29 (6): 789–796.

[48] Davila M, Sauter C, Brentjens R. CD19-Targeted T Cells for Hematologic Malignancies: Clinical Experience to Date [J]. Cancer J, 2015, 21 (6): 470–474.

[49] Boettger S, Friedlander M, Breitbart W, et al. Aripiprazole and haloperidol in the treatment of delirium [J]. Aust N Z J Psychiatry, 2011, 45 (6): 477–482.

[50] Boettger S, Jenewein J, Breitbart W. Haloperidol, risperidone, olanzapine and aripiprazole in the management of delirium: A comparison of efficacy, safety, and side effects [J]. Palliat Support Care, 2015, 13 (4): 1079–1085.

[51] Hui D, Frisbee-Hume S, Wilson A, et al. Effect of Lorazepam With Haloperidol vs Haloperidol Alone on Agitated Delirium in Patients With Advanced Cancer Receiving Palliative Care: A Randomized Clinical Trial [J]. JAMA, 2017, 318 (11): 1047–1056.

[52] Okumura Y, Hatta K, Wada K, et al. Expert opinions on the first-line pharmacological treatment for delirium in Japan: a conjoint analysis [J]. IntPsychogeriatr, 2016, 28 (6): 1041–1050.

[53] Agar M, Lawlor P, Quinn S, et al. Efficacy of Oral Risperidone, Haloperidol, or Placebo for Symptoms of Delirium Among Patients in Palliative Care: A Randomized Clinical Trial [J]. JAMA Intern Med, 2017, 177 (1): 34–42.

[54] Hui D, De La Rosa A, Wilson A, et al. Neuroleptic

strategies for terminal agitation in patients with cancer and delirium at an acute palliative care unit: a single-centre, double-blind, parallel-group, randomised trial [J]. Lancet Oncol, 2020, 21 (7): 989-998.

[55] Bush S H, Tierney S, Lawlor P G. Clinical Assessment and Management of Delirium in the Palliative Care Setting [J]. Drugs, 2017, 77 (15): 1623-1643.

[56] Greaves J, Vojkovic S, Nikoletti S, et al. Family caregivers' perceptions and experiences of delirium in patients with advanced cancer [J]. Aust J Cancer Nurs, 2008, 9 (2): 3-11.

[57] Breitbart W, Gibson C, Tremblay A. The delirium experience: delirium recall and delirium-related distress in hospitalized patients with cancer, their spouses/ caregivers, and their nurses [J]. Psychosomatics, 2002, 43 (3): 183-194.

[58] Bruera E, Bush S, Willey J, et al. Impact of delirium and recall on the level of distress in patients with advanced cancer and their family caregivers [J]. Cancer, 2009, 115 (9): 2004-2012.

[59] Bush S, Leonard M, Agar M, et al. End-of-life delirium: issues regarding recognition, optimal management, and the role of sedation in the dying phase [J]. J Pain Symptom Manage, 2014, 48 (2): 215-230.

[60] Maltoni M, Scarpi E, Rosati M, et al. Palliative sedation in end-of-life care and survival: a systematic review [J]. J Clin Oncol, 2012, 30 (12): 1378-1383.

[61] Beller E M, Van Driel M L, McGregor L, et al. Palliative pharmacological sedation for terminally ill adults [J]. Cochrane Database Syst Rev, 2015, 1 (1): CD010206.

[62] Gagnon P, Charbonneau C, Allard P, et al. Delirium in advanced cancer: a psychoeducational intervention for family caregivers [J]. J Palliat Care, 2002, 18 (4): 253-261.

[63] Martinez F T, Tobar C, Beddings CI, et al. Preventing delirium in an acute hospital using a non-pharmacological intervention [J]. Age Ageing, 2012, 41 (5): 629-634.

[64] Cohen M Z, Pace E A, Kaur G, et al. Delirium in advanced cancer leading to distress in patients and family caregivers [J]. J Palliat Care, 2009, 25 (3): 164-171.

[65] Morita T, Akechi T, Ikenaga M, et al. Terminal delirium: recommendations from bereaved families' experiences [J]. J Pain Symptom Manage, 2007, 34 (6): 579-589.

[66] Namba M, Morita T, Imura C, et al. Terminal delirium: families' experience [J]. Palliat Med, 2007, 21（7）: 587-594.

[67] Finucane A, Lugton J, Kennedy C, et al. The experiences of caregivers of patients with delirium, and their role in its management in palliative care settings: an integrative literature review [J]. Psychooncology, 2017, 26（3）: 291-300.

[68] Otani H, Morita T, Uno S, et al. Usefulness of the leaflet-based intervention for family members of terminally ill cancer patients with delirium [J]. J Palliat Med, 2013, 16（4）: 419-422.

[69] Hosie A, Agar M, Lobb E, et al. Palliative care nurses' recognition and assessment of patients with delirium symptoms: a qualitative study using critical incident technique [J]. Int J Nurs Stud, 2014, 51（10）: 1353, 1365.

[70] Brajtman S, Higuchi K, McPherson C. Caring for patients with terminal delirium: palliative care unit and home care nurses' experiences [J]. Int J Palliat Nurs, 2006, 12（4）: 150-156.

[71] Kaneko M, Ryu S, Nishida H, et al. Nurses' recognition of the mental state of cancer patients and their own stress management-a study of Japanese

cancer-care nurses［J］. Psychooncology，2013，22（7）：1624-1629.

［72］LaFever S，Bory A，Nelson J. Delirium in patients with cancer: what nurses need to know to improve care［J］. Clin JOncol Nurs，2015，19（5）：585-590.

［73］Sockalingam S，Tan A，Hawa R，et al. Interprofessional education for delirium care: a systematic review［J］. J Interprof Care，2014，28（4）：345-351.

［74］Otani H，Morita T，Uno S，et al. Effect of leaflet-based intervention on family members of terminally ill patients with cancer having delirium: historical control study［J］.Am J Hosp Palliat Care，2014，31（3）：322-326.

［75］Neefjes E C W，Van Der Vorst M，Verdegaal B，et al. Identification of patients with cancer with a high risk to develop delirium［J］. Cancer Med，2017，6（8）：1861-1870.

［76］Kerr C W，Donnelly J P，Wright S T，et al. Progression of delirium in advanced illness: a multivariate model of caregiver and clinician perspectives［J］. J Palliat Med，2013，16（7）：768-773.

［77］Breitbart W，Alici Y. Evidence-based treatment of delirium in patients with cancer［J］. J Clin Oncol，2012，30（11）：1206，1214.

［78］Hshieh T T，Yue J，Oh E，et al. Effectiveness of multicomponent nonpharmacological delirium interventions: a meta-analysis［J］. JAMA Intern Med，2015，175（4）：512-520.

［79］Organization W H. The ICD-10 Classification of Mental and Behavioural Disorders: diagnostic criteria for research［M］.Geneva：World Health Organization，1993.

［80］Wiffen P. Palliative Care Formulary 5th edition［J］. Eur J Hosp Pharm，2015，22（3）：182.

附 录

附录一　抗精神病药物

◇　氟哌啶醇治疗谵妄常联合劳拉西泮，联合用药可减少两药剂量，并减少锥体外系不良反应风险；氟哌啶醇的剂量常 2 倍于劳拉西泮。

◇　不同剂量（从小到大）的喹硫平被用于治疗失眠、广泛性焦虑、抑郁、双相抑郁、双相躁狂或精神分裂症。

◇　帕金森病和痴呆（包括路易体痴呆）相关精神障碍优先考虑喹硫平；氟哌啶醇、奥氮平、利培酮可能拮抗左旋多巴、多巴胺激动剂。

◇　肾损害患者建议优先考虑奥氮平和喹硫平。

◇　肝损害患者优先考虑奥氮平（轻到中度肝损害患者通常无需调整奥氮平剂量，但建议低剂量起始，缓慢滴定）。

◇　心功能损害、低血压（包括体位性低血压）患者慎用抗精神病药物。

◇　与喹硫平不同，利培酮、奥氮平、氟哌啶醇拥有长效注射剂型，可用于依从性差的患者[1]。

◇ 利培酮适用于治疗老年痴呆患者的攻击和激越行为。

◇ 与喹硫平和奥氮平相比,利培酮引起泌乳素水平升高的可能性更大。

◇ 若常规剂量有效,与喹硫平和奥氮平相比,利培酮和氟哌啶醇的费用相对低。

◇ 奥氮平和喹硫平因其抗胆碱能作用,慎用于患有闭角型青光眼或前列腺肥大的患者,其中有闭角型青光眼风险的患者禁用奥氮平的肌内注射剂型。

◇ 与安慰剂相比,抗精神病药增加老年痴呆相关精神病性障碍患者死亡和脑血管事件的发生风险。

◇ 抗精神病药物突然停药可能会引起症状反跳或恶化,建议缓慢减量(必要时可超过 6 ~ 8 周)[2]。

◇ 抗精神病药物可能增强抗高血压药物的作用,建议监测患者血压,尤其是避免体位性低血压。

◇ 非典型抗精神病药物慎用于吞咽困难及吸入性肺炎高风险的患者[2]。

◇ 非典型抗精神病药物可能增加糖尿病和脂代谢异常的风险,在治疗期间,建议患者监测体重、身体质量指数(BMI)、血压、血糖、血脂[2]。

◇ 体重增加、糖脂代谢问题严重程度(从重到轻):氯氮平/奥氮平>喹硫平>利培酮>氟哌啶醇[1]。

一、典型抗精神病药物

氟哌啶醇[2-3]

氟哌啶醇属于典型抗精神病药（又称为传统抗精神病药或第一代抗精神病药），是神经阻滞剂、丁酰苯类、多巴胺 D_2 受体阻断剂。

■ 适应证

● FDA 批准的适应证包括精神病性障碍、抽动秽语综合征（Tourette 综合征）的抽动和语词障碍等。

● 还被用于治疗双相障碍、痴呆行为障碍、谵妄（与劳拉西泮合用）等。

■ 控制精神病性障碍的用法与注意事项[1]

● 口服剂型：

⊙ 半衰期 12 ～ 36 小时。

⊙ 常用日剂量 1 ～ 20mg，也可建议低剂量 2 ～ 10mg。

⊙ 起始每次 1.5 ～ 3mg，每日 2 ～ 3 次。

⊙ 维持剂量：4 ～ 12mg，分 1 ～ 3 次服用。

⊙ 按需逐渐加量，极少日剂量用到 85 ～ 100mg。

⊙ 氟哌啶醇口服液不可与茶或咖啡合用。

● 注射剂型：

⊙ 短效肌内注射每次 2 ～ 5mg（老年人 0.5 ～ 1mg），每 4 ～ 8 小时 1 次。

⊙ 必要时可按每小时注射 1 次的频率继续治疗。

⊙最大日剂量 20mg。

⊙老年人最大日剂量 5mg。

⊙病情允许时尽快转为口服用药。

⊙长效制剂（氟哌啶醇癸酸酯）的半衰期可达 3 周。

• 与 5- 羟色胺选择性再摄取抑制剂（SSRI）药物和抗真菌药物合用，会增加氟哌啶醇的血药浓度[1]。

■ **治疗谵妄的用法与注意事项**[3]

• 口服氟哌啶醇：0.5 ～ 1mg，2 次 / 日，必要时每 4 小时增加 1 次，4 ～ 6 小时达峰。

• 肌内注射、静脉注射的给药效能是口服的 2 倍。

• 严重激越时首选静脉注射或肌内注射，尽可能避免静脉用药，但在 ICU 常常在心电监护下静脉用药。

• 大剂量使用氟哌啶醇的患者，如遇急救，尽量使用去甲肾上腺素，而不是选择肾上腺素，因为肾上腺素与氟哌啶醇的相互作用可能降低血压。

• 静脉注射优于肌内注射的情况：

⊙合并循环障碍或濒临休克的谵妄患者：三角肌注射优于臀部注射，但均不及静脉注射，因为肌内注射影响吸收。

⊙有妄想的谵妄患者：重复肌内注射的疼痛刺激增加患者的妄想和猜忌。

⊙锥体外系反应（EPS）高风险患者：尤其在氟哌啶醇的剂量＞ 3mg 时，静脉注射优于口服或肌内注射，至少在非严重精神病患者中如此。

⊙治疗目标为使患者完全平静下来，不推荐部分控制激越，否则可能会延长病程、增加后续药量等。

● **静脉注射注意事项：**

⊙静脉注射前 2mL 生理盐水冲洗静脉管路。

⊙苯妥英、肝素与氟哌啶醇混合可能引起沉淀，应避免同一管路输注。

⊙轻度激越老年患者 0.5～1mg 或 2mg 起始，中度激越患者可考虑 5mg 起始，重度激越患者可考虑 10mg 起始。

⊙再次用药的时间间隔至少 30 分钟，需要耐心等待上一次用药起效，再次用药时可根据患者病情适当加量，例如从 5mg 增至 10mg。

⊙氟哌啶醇治疗谵妄常联合劳拉西泮，联合用药可减少两药剂量[4]，并减少 EPS 风险[3]；氟哌啶醇的剂量常 2 倍于劳拉西泮[2]。

⊙可每隔 30 分钟联用劳拉西泮注射液，劳拉西泮一般 1～2mg 起始，5～10 分钟起效，起效快于氟哌啶醇，可持续观察疗效，必要时可增加劳拉西泮注射液的剂量。

⊙平静后再次出现激越，需再次用药；一般第 2 天的用药总量不要超过第 1 天的总量。

⊙建议患者意识清楚、病情相对稳定后晚间仍给予小剂量氟哌啶醇（1～3mg）口服，预防谵妄复发，巩固疗效。

⊙治疗震颤谵妄，应在开始阶段快速而完全地控制激越症状。

⊙甚至有单次冲击剂量达到200mg，24小时达到2000mg的文献报道，但不良反应风险明显增加；严重而难治的谵妄可考虑持续静脉滴注。

■ 潜在优势

● 与苯二氮䓬类药物相比，氟哌啶醇对有心肺功能损害的谵妄患者的血压、肺动脉压、心率、呼吸的影响更小。

⊙对尿量影响小，对慢性阻塞性肺疾病患者相对安全。

⊙对癫痫与颅脑损害患者相对安全。

⊙很少出现低血压。

⊙如重症患者出现低血压，警惕低血容量的可能，监测肺动脉压，必要时补液治疗。

● 注射剂适合急性精神病症状的患者。

● 长效剂型适合服药依从性差的患者。

● 如果患者对低剂量的氟哌啶醇有效，其疗效与非典型抗精神病药相似，且费用低廉[2]。

■ 潜在不足

● 注意药物可产生静坐不能（坐立不安，下肢多于上肢），增加剂量往往无法改善症状。

● 与非典型抗精神病药相比，易导致迟发性运动障碍和锥体外系症状；还可能引起帕金森病、体重增加、迟发性运动障碍、泌乳、闭经、头晕、镇静、口干、便秘、尿潴留、视物模糊、出汗减少、低血压、心动过速、高血压等。

• 其他罕见的不良反应包括恶性综合征、癫痫发作、粒细胞缺乏等。

• 可能出现进行性 QT 间期延长，可能发生尖端扭转型室性心动过速（TDP），尤其注意下列情况时应慎用或禁用：

⊙低钾低镁血症。

⊙肝功能不全。

⊙基线有 QT 间期延长（＞440ms）。

⊙心脏疾病（如二尖瓣脱垂或心室扩张）。

• 慎用于老年痴呆相关精神病患者、呼吸道疾病患者及心、肝、肾功能损害患者，尤其是高剂量或静脉注射可增加 QT 间期或尖端扭转型室性心动过速的风险。

• 避免用于 Lewy 体痴呆、帕金森病、昏迷状态或有中枢抑制的患者。

• 儿童与老年人为不良反应易感人群。

• 不适合有明显认知障碍或心境障碍的患者。

• 用于治疗躁狂，可能出现快速转相为抑郁的状况。

二、非典型抗精神病药物

（一）喹硫平 [2,5]

喹硫平属于非典型抗精神病药（第二代抗精神病药），是 5–羟色胺和多巴胺受体拮抗剂，抗胆碱作用和抗组胺作用不明显 [5]，也可作为一种情感稳定剂用于躁狂或双相抑郁。

■ **适应证**

● FDA 批准的适应证包括精神分裂症、急性躁狂、双相抑郁等。

● 其还被用于治疗抑郁、帕金森病和痴呆（包括路易体痴呆）患者的行为障碍、严重的难治性焦虑等。

■ **用法与注意事项**

● 母药半衰期 6～7 小时[1]，通常采用每天 2 次给药[5]。

● 治疗精神分裂症：

⊙常用日剂量 300～600mg，每日 2 次，个体化用药[1]。

⊙起始剂量可考虑每次 25mg，每日 2 次，可每天增加 25～50mg，每日 2 次，至目标日剂量 300～400mg(分 2～3 次给药)，维持 4～7 天，如需要，再进一步增加剂量[1]（必要时可以 100mg/d 为单位增量[5]），直到达到理想的效果（如可以在治疗的第 2 周末达到 400～800mg/d 的目标[5]）。

⊙日剂量一般不超过 800mg。

● 治疗双相躁狂：

⊙一般每次 200～400mg，每日 2 次。

⊙起始第 1 天日剂量通常为 100mg，每天增加 100mg，第 4 天的日剂量可增至 400mg。

⊙必要时在第 6 天的总日剂量可增至 800mg，每天增加剂量不超过 200mg。

- 治疗双相抑郁：

⊙喹硫平是 FDA 批准的首个单药治疗双相抑郁的药物。

⊙逐渐增量，目标剂量每次 300mg，每日 1 次。

⊙日剂量 300 ～ 600mg 时可有效治疗双相抑郁的焦虑部分[5]。

- 老年人一般建议使用低剂量（每次 25 ～ 100mg，每日 1 ～ 2 次），必要时可缓慢增量。

- 轻度肝损害患者起始日剂量 25mg，根据需要每天增加 25 ～ 50mg[1]。

- 不同剂量的喹硫平被用于治疗不同的病症，从小到大依次为失眠、广泛性焦虑、抑郁、双相抑郁、双相躁狂或精神分裂症。

- 鉴于其镇静作用，可将总剂量的大部分放在睡前服用（例如日剂量 400mg 可分为晨服 100mg，晚服 300mg）。

- 许多患者每日 1 次睡前给药，即可以达到满意的疗效。

- 单一治疗过量时，罕见致命性不良反应；过量反应是镇静、言语不清、低血压。

■ 潜在优势

- 代谢产物无活性，更显安全。
- 基本没有运动性不良反应或泌乳素的升高。
- 更适合治疗帕金森病和痴呆（包括路易体痴呆）相

关精神障碍。

- 肾功能损害患者不要求调整剂量（但缓释剂型限制使用）[1]。

■ **潜在不足**

- 肝功能损害患者需要减量。
- 常见可逆性的窦性心动过速[5]。
- 其他相对常见的不良反应是嗜睡和头晕[5]。
- 其还可能引起镇静、低血压、视物模糊、口干、便秘、腹痛、心动过速等。
- 与喹硫平有关的体重增加问题比氯氮平和奥氮平少，但是比齐拉西酮和利培酮更多[5]。
- 疗效可能被低估：临床中喹硫平常常有给药不足的情况，并且在治疗不充分的状态下被换为其他药物。
- 和安慰剂相比，非典型抗精神病药能够增加老年痴呆相关精神病性障碍患者死亡和脑血管事件发生的风险。

（二）奥氮平[2,5]

奥氮平属于非典型抗精神病药，是 5- 羟色胺和多巴胺受体拮抗剂，还具有抗组胺、抗胆碱能作用，并阻断 α_1 肾上腺素能受体[5]，也可作为一种情感稳定剂。

■ **适应证**

- FDA 批准的适应证包括精神分裂症、急性躁狂 / 混合躁狂、与精神分裂症 / 双相 I 型躁狂有关的急性兴奋（肌内注射）、双相情感障碍的维持治疗等。

● 其还被用于治疗其他精神病性障碍、对抗抑郁药治疗无效的单相抑郁、痴呆患者的行为障碍、边缘型人格障碍等。

■ **用法与注意事项**

● 首次使用时每天口服 2.5 ～ 5mg，通常在第 1 周日剂量可增至 10mg[5]，再观察 1 周后，必要时可继续增加日剂量，直至达到理想效果，最大日剂量一般不超过 20mg。

● 老年人一般建议使用低剂量口服剂型，必要时日剂量以 1.25mg 起始，每次增加 1.25mg 的日剂量。

● 不建议提前几个小时掰开药片，因为划开药片薄膜后，可能导致药片失去一定药效[5]。

● 肌内注射推荐首剂 10mg，第二次注射量为 5 ～ 10mg，与第一次注射时间至少间隔 2 小时以上，最大日剂量一般不超过 20mg，24 小时内注射不超过 3 次。

● 老年人一般建议使用低剂量肌内注射剂型，推荐首剂 2.5 ～ 5mg，第二次注射量为 2.5 ～ 5mg，与第一次注射时间至少间隔 2 小时以上，24 小时内注射不超过 3 次。

● 半衰期 21 ～ 54 小时，平均 30 小时。

● 与氟伏沙明联用时，需要适当减少奥氮平剂量；与卡马西平联用或对于吸烟患者，需要适当增加奥氮平的剂量。

● 单一治疗时过量引起致死极为罕见。常见的过量反应是镇静、口齿不清。

■ **潜在优势**

● 广泛应用于精神分裂症和双相障碍的治疗，包括难治性病例。

● 经常作为双相抑郁或难治性单相抑郁（常与氟西汀联合使用）首选的增效剂。

● 适合需要抗精神病治疗快速起效而又没有药物滴定的患者。

● 肾功能损害患者口服奥氮平时不要求调整剂量，但建议低剂量起始并缓慢滴定[1]。

● 轻度到中度肝损害患者不需要调整剂量，但建议低剂量起始并缓慢滴定[1]。

■ **潜在不足**

● 更可能引起代谢的副作用：

⊙可能增加体重。

⊙必要时可以考虑应用托吡酯 50～100mg/d 抑制患者的食欲。

⊙必要时可以考虑 H_2 受体拮抗剂法莫替丁，600mg/d，可在一定程度上预防体重增加。

⊙必要时可以考虑二甲双胍，以帮助减轻抗精神病药物所致的体重增加。

⊙动物数据提示金刚烷胺有助于减轻患者服用奥氮平期间增加的体重[5]。

● 可能引起静坐不能[5]：

⊙至少 10% 的日剂量 10～15mg 的患者出现静坐不能。

⊙普萘洛尔 10mg，每天 2～3 次，有助于缓解静坐不能。

⊙注意加用普萘洛尔后可能出现的体位性低血压。

• 可能引起日间嗜睡，尤其是在服用高剂量的患者中[5]：

⊙睡前 1 小时空腹服用奥氮平可降低日间困倦，增加夜间镇静效果。

⊙早上服用莫达非尼 100～200mg 有助于减轻嗜睡症状。

• 随着剂量增加，可能出现帕金森症状：

⊙可能感到僵硬和迟缓，尤其是日剂量超过 10mg 时。

⊙抗胆碱能药物有助于改善症状。

• 可能引起镇静、头晕、体位性低血压、口干、便秘、消化不良、关节痛、背痛、胸痛、肢体末端痛、异常步态、瘀斑、心动过速等。

• 有麻痹性肠梗阻的患者慎用奥氮平。

• 有不稳定的健康事件（例如急性心肌梗死、不稳定型心绞痛、严重低血压和 / 或心动过缓、病态窦房结综合征、近期接受心脏手术等）禁用奥氮平的肌内注射剂型。

• 和安慰剂相比，非典型抗精神病药能够增加老年痴呆相关精神病性障碍患者死亡和脑血管事件发生的风险。

（三）利培酮[2,5]

利培酮属于非典型抗精神病药，是 5- 羟色胺和多巴胺受体拮抗剂，也可作为一种情感稳定剂，还被认为是改进版的氟哌啶醇[5]。

■ **适应证**

● FDA 批准的适应证包括精神分裂症（13 岁以上）、急性躁狂 / 混合躁狂、孤独症所致的易激惹（5 ～ 16 岁）、其他的精神障碍等。

● 其还被用于双相障碍的维持治疗、儿童和青少年的行为紊乱（如自闭症的易激惹和混合状态[5]）、痴呆患者的行为紊乱等。

■ **用法与注意事项**

● 非急诊的成人精神病患者的用药：

⊙推荐起始剂量 0.5mg，口服，2 次 / 日。

⊙可以每天 1mg 的幅度增加口服剂量，直至达到理想疗效。

⊙通常口服最大的有效日剂量为 4 ～ 8mg，低剂量时可一次给药（通常在睡前），高剂量时可分 2 次给药。

⊙对许多精神病或双相障碍的成人患者，达到最大疗效 / 最大耐受性的目标剂量可能是每天口服 2 ～ 6mg（平均日剂量为 4.5mg）。

● 治疗急性精神病和双相障碍可每天口服 2 ～ 8mg。

● 肝肾功能损害患者的用药：

⊙第 1 周起始口服剂量为每次 0.5mg，每日 2 次。

⊙第 2 周增加口服剂量至每次 1.0mg，每日 2 次（必要时）。

⊙如果肌酐清除率（CrCl）＜30mL/min，起始及维持剂量应减半，并缓慢滴定，最大剂量1.5mg，分2次服用[1]。

⊙除非证实患者每日可耐受至少2mg的口服剂量，否则不建议使用长效利培酮剂型。

● 儿童和老年患者的用药：

⊙考虑低剂量，可每天口服0.5～2.0mg。

⊙在起始用药和调整药物剂量时需要每天口服2次，达到维持剂量后可换为每天口服1次。

⊙老年患者第1天每次口服0.5mg，每日1～2次[5]。

⊙老年患者第2天每次口服1.0mg，每日2次（必要时）。

⊙老年患者第3天每次口服1.5mg，每日2次（必要时）。

⊙为了尽量避免不良反应，常在前2周把日剂量维持在2mg以下[5]。

⊙当日剂量超过3mg时（1.5mg，每日2次），根据病情需要，考虑增加剂量前，应在现有服用剂量条件下，对患者至少观察1周以上。

● 批准的日剂量高达16mg，但当日剂量超过6mg后，锥体外系症状的发生风险会增加。

● 利培酮口服液不能与可乐或茶同服。

● 与氟西汀和帕罗西汀联用时，可能会增加利培酮的血浆浓度；与卡马西平联用，可能会降低利培酮的血浆浓度。

● 利培酮单一治疗，过量时罕有致命的不良反应；过量反应是镇静、心动过速、惊厥、低血压、呼吸困难。

■ 潜在优势

● 适用于治疗老年痴呆患者的攻击和激越行为。

● 唯一被批准用于治疗自闭症相关行为症状的药物[5]。

● 体重增加问题较氯氮平、奥氮平、喹硫平相对少[5]。

● 若常规剂量的利培酮对患者有效，相对于奥氮平或喹硫平，利培酮的费用相对较低。

■ 潜在不足

● 可能引起运动缓慢和静坐不能[5]。

● 还可能引起镇静、体重增加、头晕、头痛、失眠、焦虑、恶心、便秘、腹痛、阳痿、性功能障碍、剂量依赖性锥体外系症状、剂量相关性高泌乳素血症、罕见迟发性运动障碍、体位性低血压等。

● 不适用于泌乳素水平升高的患者，例如怀孕患者、闭经的青春期少女、绝经后雌激素水平低且未使用雌激素替代治疗的女性等。

● 利培酮与 SSRI 合用可能会增强利培酮体位性低血压的不良反应[5]。

● 与其他的非典型抗精神病药物相比，可能引起更多的运动不良反应，尤其对于帕金森病或路易体痴呆患者，发生该不良反应的风险更高。

● 和安慰剂相比，非典型抗精神病药能够增加老年痴呆相关精神病性障碍患者死亡和脑血管事件发生的风险。

参考文献

［1］Procyshyn R M，Bezchlibnyk-Butler K Z，Joel Jeffries J.精神科药物临床手册［M］.北京：科学出版社，2020：97-198.

［2］Stahl S M.精神药理学精要：处方指南［M］.第2版.北京：北京大学医学出版社，2016：180-369.

［3］Stern 等.麻省总医院精神病学手册［M］.北京：人民卫生出版社，2017：93-105.

［4］Adams F，Fernandez F，Andersson B S. Emergency pharmacotherapy of delirium in the critically ill cancer patient［J］.Psychosomatics，1986，27（1 Suppl）：33-38.

［5］Schatzberg A F，DeBattista C.临床精神药理学手册［M］.第8版.北京：北京大学医学出版社，2018：123-200.

附录二　镇静催眠药物

◇ 劳拉西泮和奥沙西泮属于作用于苯二氮䓬类受体的苯二氮䓬类药物，具有改善睡眠和抗焦虑作用，还可以治疗酒精戒断。

◇ 唑吡坦和右佐匹克隆属于作用于苯二氮䓬类受体的非苯二氮䓬类药物，以改善睡眠作用为主。

◇ 劳拉西泮有注射剂型，可与氟哌啶醇合用治疗谵妄急性期的激越和行为紊乱，且肌内注射吸收充分[1]。

◇ 多数苯二氮䓬类药物被建议短期使用（＜2个月），但多数患者服药时间＞3个月。

◇ 劳拉西泮、奥沙西泮没有活性代谢产物，半衰期短，比其他苯二氮䓬类药物更适合肝损害和谵妄患者。

◇ 劳拉西泮、奥沙西泮与 β 受体阻滞剂普萘洛尔没有相互作用[1]。

◇ 肾损害患者服用劳拉西泮、奥沙西泮、唑吡坦、右佐匹克隆通常无需调整剂量，建议监测肾功能[1]。

◇ 肝损害患者服用劳拉西泮、奥沙西泮、唑吡坦、右佐匹克隆通常需减量，建议监测肝功能[1]。

◇ 部分患者服用劳拉西泮、奥沙西泮后有欣快感，可导致滥用。

◇ 长期服用劳拉西泮、奥沙西泮可产生依赖性和/或耐受性，特别是治疗超过12周以上或目前有多种物质滥用的患者[2]。

◇ 闭角型青光眼患者禁用劳拉西泮、奥沙西泮。

◇ 有肺部疾病、阻塞性睡眠呼吸障碍患者慎用劳拉西泮、奥沙西泮、唑吡坦、右佐匹克隆。

◇ 部分抑郁患者服用劳拉西泮、奥沙西泮、唑吡坦、右佐匹克隆后可能加重自杀观念。

◇ 对于短时间的焦虑症状，使用劳拉西泮、奥沙西泮治疗数周后有效，然后根据需要停用或继续维持，尽可能使用最低有效剂量和最短使用时间；对于长时间的焦虑症状，应考虑转换为一种5-羟色胺选择性再摄取抑制剂（SSRI）或5-羟色胺去甲肾上腺素再摄取抑制剂（SNRI）来维持治疗。

◇ 对部分有严重苯二氮䓬类药物停用问题的患者，劳拉西泮、奥沙西泮的减量常需数月才能完成（例如每3天减少1%的剂量），保持非常缓慢的生物学减量和行为脱敏方式；同时需明确是精神症状复燃还是撤药症状。

◇ 与苯二氮䓬类催眠药相比，右佐匹克隆和唑吡坦的耐受性或依赖性更少。

◇ 右佐匹克隆适用于抑郁障碍伴失眠患者，与抗抑郁药合用，不仅能改善睡眠，还能改善抑郁相关残留症状。

一、苯二氮䓬类药物

（一）劳拉西泮[2]

劳拉西泮属于苯二氮䓬类药物（3- 羟基），被用于治疗焦虑、癫痫等。

■ **适应证**

• FDA 批准的适应证包括焦虑障碍、与抑郁相关的焦虑症状、癫痫持续状态的初期治疗（注射剂型）、麻醉前用药（注射剂型）。

• 其还被用于失眠、肌肉痉挛、酒精戒断性精神病、头痛、惊恐障碍、急性躁狂（辅助用药）、急性精神病（辅助用药）、谵妄（与氟哌啶醇联合）等。

■ **用法与注意事项**

• 治疗焦虑，口服日剂量 1 ～ 10mg，分 2 ～ 3 次服用[1]，常用日剂量为 2 ～ 6mg，夜间剂量可相对大些。

• 起始日剂量 2 ～ 3mg，分 2 ～ 3 次服用，根据需要可加量，从加大夜间剂量开始。

• 治疗失眠 2 ～ 4mg，常夜间睡前 1 次服用[1]，起始剂量可为 0.25 ～ 0.5mg，根据需要逐渐增加剂量。

• 注射时 4mg 缓慢注射，必要时 10 ～ 15 分钟后可重复注射 1 次。

• 治疗谵妄时，常与氟哌啶醇合用，一般氟哌啶醇的剂量是劳拉西泮的 2 倍。

- 治疗惊恐障碍时日剂量常在 6mg 以上，增加了依赖性发生风险。

- 急性期采用注射剂型，长期治疗时应转换为口服制剂。

- 一般不建议与其他苯二氮䓬类药物合用。

- 心、肝、肾功能损害患者：

⊙苯二氮䓬类药物已用于急性心肌梗死相关焦虑的治疗。

⊙肾功能损害患者口服剂型无需调整剂量[1]。

⊙肾功能损害患者如果静脉滴注，频繁注射或高剂量会导致丙烯/聚乙二醇毒性增加[1]。

⊙肝功能损害患者慎用，日剂量 1 ～ 2mg，分 2 ～ 3 次给药。

- 老年患者可能对镇静或呼吸抑制更敏感，建议日剂量 1 ～ 2mg，分 2 ～ 3 次给药。

- 起效与疗程：

⊙起效时间 15 ～ 30 分钟[1]。

⊙半衰期 10 ～ 20 小时[1]，平均 14 小时[3]，无活性代谢产物。

- 丙戊酸提高劳拉西泮血药浓度，口服避孕药降低其血药浓度。

- 过量：

⊙可能会危及生命。

⊙可能出现的症状包括低血压、疲劳、共济失调、意识模糊、昏迷等。

⊙出现严重不良反应时可予以氟马西尼治疗,但氟马西尼可能促发癫痫,不应用于接受劳拉西泮治疗的癫痫患者。

● 停药:

⊙有癫痫发作史的患者可能因停药而致癫痫发作,特别是突然停药时。

⊙以每3天减少0.5mg的撤药速度来减少撤药症状的发生。

⊙对难以停药的患者,在日剂量达3mg时,减量应更缓慢,可能每周减0.25mg或更少。

■ 潜在优势

● 首次服药后部分患者能迅速减轻症状,治疗数周后达到最佳疗效。

● 起效迅速,快速缓解焦虑。

● 为数不多的有注射剂型和口服液剂型的苯二氮䓬类药物。

● 注射剂型适用于病房有激越症状、不合作的精神障碍患者。

● 其也经常用于缓解紧张症和抑郁性木僵[3]。

● 肌内注射时吸收相对较快,比地西泮更快[3]。

● 劳拉西泮和氯硝西泮在某些紧急情况下可以舌下给药,促进药物在口腔黏膜的快速吸收[3]。

■ **潜在不足**

● 比其他常用于焦虑治疗的苯二氮䓬类药物更具镇静作用。

● 阻塞性睡眠呼吸障碍患者禁用注射剂型。

● 不能用于动脉内给药，可引起动脉痉挛和血管坏疽。

● 可能的不良反应：

⊙不良反应较早出现，随着时间延续也能较快消失。

⊙镇静常见，多数患者表现明显。

⊙虚弱、疲劳、抑郁、过度兴奋。

⊙头晕、共济失调、健忘、意识模糊、吐词不清。

⊙注射部位疼痛。

⊙唾液增多、口干。

⊙呼吸抑制，特别是过量合用中枢神经系统抑制剂时。

⊙罕见体重增加、幻觉、躁狂、低血压、肝肾功能异常、血常规异常等。

（二）奥沙西泮[2]

奥沙西泮属于苯二氮䓬类药物（3- 羟基），是地西泮 / 去甲基地西泮的活性代谢产物，具有抗焦虑作用[3]。

■ **适应证**

● FDA 批准的适应证包括焦虑障碍、伴有抑郁的焦虑、酒精戒断。

■ **用法与注意事项**

● 治疗轻中度焦虑常用日剂量为 30 ～ 60mg，分 3 ～ 4 次服用。

● 治疗重度焦虑、酒精戒断引起的焦虑日剂量为 45 ～ 120mg，分 3 ～ 4 次服用。

● 治疗失眠 15 ～ 30mg，睡前 60 分钟服药[1]。

● 老年患者起始剂量可为 30mg，分 3 次服用，部分患者可能需要 7.5 ～ 15mg 起始，日剂量可增至 30 ～ 60mg，分 3 ～ 4 次服用。

● 心、肝、肾功能损害患者：

⊙苯二氮䓬类药物已用于急性心肌梗死相关焦虑的治疗。

⊙肾功能损害患者无需调整剂量[1]。

⊙肝功能损害患者慎用，奥沙西泮浓度可能会增加。

● 起效与疗程：

⊙起效时间 30 ～ 60 分钟[1]。

⊙半衰期 5 ～ 20 小时[1]，平均 9 小时，无活性代谢产物。

⊙女性和肾损害患者半衰期延长[1]。

● 过量：

⊙可能会危及生命。

⊙可能出现的症状包括低血压、疲劳、共济失调、意识模糊、昏迷等。

⊙出现严重不良反应时可予以氟马西尼治疗。

- 停药：

⊙有癫痫发作史的患者可能因停药而致癫痫发作，特别是突然停药时。

⊙以每 3 天减少 15mg 的撤药速度来减少撤药症状的发生。

⊙对难以停药的患者，在日剂量达 45mg 时，减量应更缓慢，可能每周减 10mg 或更少。

■ 潜在优势

- 起效迅速，快速缓解焦虑。
- 常见在首次服药后症状可获得一定程度的缓解，治疗数周后达到最佳疗效。

■ 潜在不足

- 有研究质疑奥沙西泮吸收缓慢，难以作为按需服用的药物[3]。
- 可能的不良反应：

⊙不良反应较早出现，随着时间延续也能较快消失。

⊙镇静常见，多数患者表现明显。

⊙虚弱、疲劳、抑郁、过度兴奋、紧张。

⊙眩晕、共济失调、健忘、意识模糊、言语含糊。

⊙唾液增多、口干。

⊙呼吸抑制，特别是过量合用其他中枢神经系统抑制剂时。

⊙罕见体重增加、幻觉、躁狂、低血压、肝肾功能异常、恶病质等。

二、非苯二氮䓬类药物

（一）唑吡坦[2]

唑吡坦属于非苯二氮䓬类镇静催眠药，选择性结合于 γ-氨基丁酸（GABA）a 受体 α_1 亚基，可以改善睡眠质量，减少睡眠潜伏期，增加总体睡眠时间，减少夜间觉醒次数，快动眼睡眠时长随剂量增加而降低，但对 3 期和 4 期睡眠没有影响[1]。

■ **适应证**
- FDA 批准的适应证为短期治疗失眠。

■ **用法与注意事项**
- 常用日剂量为 5 ～ 10mg，睡前服用 7 ～ 10 天。
- 女性建议日剂量为 5mg，男性日剂量 5 ～ 10mg[1]。
- 老年患者起始剂量可为 5mg，睡前服用。
- 低体重患者建议日剂量为 5mg。
- 肝肾功能损害患者：

⊙肾功能损害患者不需要调整剂量，但建议监测肾功能。

⊙肝功能损害患者建议日剂量为 5mg，且监测肝功能。

- 起效与疗程：

⊙起效时间 15 ～ 30 分钟[1]。

⊙半衰期 1.5 ～ 4.5 小时[3]，平均 2.5 小时。

⊙ 7～10 天若失眠仍未改善，提示可能存在原发的精神或躯体疾病，需要进一步进行临床评估。

⊙不建议超过 1 个月的处方量，但临床中应用时间多在数月，甚至更长。

● 避免唑吡坦与食物同服，可能影响药物吸收和起效时间。

● 舍曲林增加唑吡坦血药浓度，利福平降低唑吡坦血药浓度。

● 过量：

⊙尚无单药治疗致死的报道。

⊙每晚服用剂量＞ 10mg 时可能出现短暂的记忆力受损。

⊙可能出现的症状包括镇静、共济失调、意识错乱、低血压、呼吸抑制、昏迷等。

⊙出现严重不良反应时可予以氟马西尼治疗。

● 停药：

⊙有可能发生反跳性失眠。

⊙用药数周后应逐渐减药以降低出现撤药反应的概率。

■ 潜在优势：

● 起效迅速，适合入睡困难的患者。

● 作用时间短，适合半夜觉醒再次入睡困难患者。

● 安全性优于苯二氮䓬类催眠药。

● 与苯二氮䓬类催眠药相比，选择性的 α_1 非苯二氮莨类催眠药较少引起药物耐受性或依赖性。

■ **潜在不足：**

● 没有抗焦虑作用[1]。

● 可能增加老年人跌倒、意识错乱的风险。

● 长期使用可能出现夜间后期睡眠觉醒或白天焦虑增加。

● 增加剂量和延长使用时间可增加患者产生依赖性的风险。

● 可能的不良反应：

⊙嗜睡、头晕、瞌睡（＞10%）。[1]

⊙梦境异常、焦虑、淡漠、失忆、共济失调、注意力异常、去抑制、欣快、便秘、腹泻（1%～10%）。[1]

⊙烦躁、厌食、支气管感染、多汗、肝功能异常、体位性低血压（＜1%）[1]。

⊙头痛、恶心。

⊙可出现呼吸抑制，特别是过量合用其他中枢神经系统抑制剂时。

⊙罕见体重增加、幻觉、血管性水肿等。

⊙有案例报道与睡眠相关的附加行为，例如睡眠中驾驶、烹饪、进食或打电话[1]。

⊙有日间过度镇静的报道，尤其是使用缓释片时[1]。

（二）右佐匹克隆（S-zopiclone）[2]

右佐匹克隆又称艾司佐匹克隆（eszopiclone），是佐匹克隆（zopiclone）的右旋单一异构体，属于非苯二氮草类镇静催眠药，选择性结合于 GABAa 受体 α_1、α_2、α_3 亚基，可以改善睡眠质量，减少入睡时间、减少夜间觉醒次数，增加总睡眠时间[1]。

■ **适应证**

● FDA 批准的适应证为失眠。

● 其还可用于治疗原发性失眠、慢性失眠、一过性失眠、继发于精神疾病或躯体疾病的失眠、抗抑郁药物治疗后的残留性失眠。

■ **用法与注意事项**

● 常用日剂量为 2～3mg，建议睡前顿服。

● 最初日剂量 1～2mg 来促进入睡，如果 2mg 不够维持睡眠，则用 3mg[3]。

● 日剂量＞3mg 时可能出现后遗效应、幻觉或其他中枢神经系统不良反应。

● 老年患者可能对不良反应更易感，建议起始日剂量 1mg，睡前服用，最高日剂量 2mg。

● 肝肾功能损害患者：

⊙肾功能损害患者通常不需要调整剂量。

⊙轻中度肝功能损害患者通常不必减量。

⊙肝功能损害严重患者建议起始日剂量 1mg，睡前服用，最高日剂量 2mg。

● 起效与疗程：

⊙起效时间 0.5～1 小时。

⊙半衰期 4～6 小时，老年人 9 小时[1]。

⊙ 7～10 天后失眠仍未改善，提示可能存在原发的精神或躯体疾病，需要进一步进行临床评估。

● 氟伏沙明和奈法唑酮能增加右佐匹克隆的血药浓度，利福平降低右佐匹克隆的血药浓度。

● 过量：

⊙罕有单药治疗致死的报道。

⊙高剂量（日剂量 > 6mg）可能导致遗忘、欣快和幻觉[1]。

⊙可能出现的症状包括笨拙、心境改变、镇静、虚弱、呼吸困难、意识丧失等。

● 停药：

⊙在停用的第一个晚上有可能发生反跳性失眠。

⊙用药数周后应逐渐减药以降低出现撤药反应的概率。

■ 潜在优势

● 反跳性失眠不常见。

● 不需要逐渐加量，睡前顿服即可。

● 随着使用时间推移，右佐匹克隆无明显的耐受性或依赖性产生。

● 适用于原发性失眠、慢性失眠、需长期治疗的失眠患者。

● 适用于抑郁障碍伴失眠患者，与抗抑郁药合用不仅能改善睡眠，还能改善抑郁相关残留症状。

● 适用于以往有物质滥用而目前需要催眠药物治疗

的患者。

■ **潜在不足**

● 没有抗焦虑作用[1]。

● 可能的不良反应：

⊙令人不适的味觉、头痛（＞10%）[1]。

⊙口干、消化不良、头晕、嗜睡、呼吸道感染（＞10%）[1]。

⊙共济失调、紧张、与剂量相关的健忘、次日日间镇静。

⊙夜间剂量过高，次日易出现后遗镇静作用。

⊙可出现呼吸抑制，特别是过量合用其他中枢神经系统抑制剂时。

⊙体重增加罕见。

参考文献

［1］Procyshyn R M，Bezchlibnyk-Butler K Z，Joel Jeffries J.精神科药物临床手册［M］.北京：科学出版社，2020：199-230.

［2］Stahl S M.精神药理学精要：处方指南［M］.第2版.北京：北京大学医学出版社，2016：139-457.

［3］Schatzberg A F，DeBattista C.临床精神药理学手册［M］.第8版.北京：北京大学医学出版社，2018：299-320.

附录三 抗抑郁 / 焦虑药物

◇ 选择性 5- 羟色胺再摄取抑制剂（selective serotonin reuptake inhibitor，SSRI）包括西酞普兰、舍曲林、氟西汀、帕罗西汀、氟伏沙明。

◇ 5- 羟色胺 / 去甲肾上腺素双重再摄取抑制剂（serotonin–norepinephrine reuptake inhibitor，SNRI）包括度洛西汀、文拉法辛。

◇ 适用于非典型抑郁患者（例如睡眠过多、食欲增加、精力不足和疲乏）的药物包括舍曲林、氟西汀、度洛西汀、文拉法辛。

◇ 适用于抑郁共病焦虑患者的药物包括帕罗西汀、氟伏沙明、度洛西汀、文拉法辛。

◇ 可治疗经前期烦躁障碍，在患者黄体期做间歇性治疗的药物包括舍曲林和氟西汀。

◇ 适用于抑郁伴躯体化症状、疲劳、疼痛患者的药物是度洛西汀和文拉法辛。

◇ 应用西酞普兰、舍曲林、氟西汀、帕罗西汀、氟伏沙明对心功能损害患者相对安全。

◇ 心功能损害患者慎用度洛西汀、文拉法辛（二者可能升高血压）。

◇ 肝功能损害患者服用西酞普兰、舍曲林、氟西汀、帕罗西汀、氟伏沙明、文拉法辛时，建议减少剂量或给药频率，大约日剂量减半。肝功能损害患者禁用度洛西汀。

◇ 肾功能损害患者应用舍曲林、氟西汀、氟伏沙明时不必调整剂量，但建议低剂量起始，缓慢加量。

◇ 舍曲林、氟西汀、氟伏沙明出现体重增加的可能低于其他抗抑郁药（但具有个体差异性），帕罗西汀引起体重增加的可能性大。

◇ 艾司西酞普兰比其他 SSRI 药物更少引起性功能障碍（但安非他酮和曲唑酮更少）。

◇ 禁止将 SSRI 和 SNRI 药物与单胺氧化酶抑制剂（如司来吉兰）联用，否则可能引起致死性的 5- 羟色胺综合征[1]。

◇ 由于氟西汀半衰期长，如果需使用单胺氧化酶抑制剂，患者需停用氟西汀至少 5 周以上，其他抗抑郁药则需要停用至少 2 周以上。

◇ 禁止舍曲林、氟西汀、帕罗西汀、氟伏沙明与匹莫齐特、硫利达嗪联用，因为可能引起危险的心律失常，与匹莫齐特联用还有可能会导致 QT 间期延长。禁止度洛西汀与硫利达嗪联用。

◇ 禁用于闭角型青光眼患者的药物是度洛西汀和文拉法辛。

◇ 应注意监测 SSRI 和 SNRI 药物使用后对自杀观念的激活，特别是儿童和青少年患者。

◇ 与阿司匹林或抗凝剂合用增加出血风险[1]。

◇ 曲马多会增加服用 SSRI 和 SNRI 药物患者的癫痫

发作和 5– 羟色胺综合征风险[1]。

◇ 圣约翰草会增加服用 SSRI 和 SNRI 药物患者 5–
羟色胺综合征风险[1]。

◇ 曲普坦类药物会增加服用 SSRI 药物患者 5– 羟色
胺综合征风险[1]。

◇ 舍曲林、氟西汀、帕罗西汀、氟伏沙明抑制细胞
色素 P4503A4 酶（CYP3A4）而增加辛伐他汀、洛伐他
汀、普伐他汀的血药浓度[1]。

◇ SSRI 和 SNRI 药物慎用于有癫痫病史的患者，也
慎用于双相情感障碍者（除非加用心境稳定剂）[2]。

◇ 多数 SSRI 和 SNRI 药物常需连续用药 2 ～ 4 周后
起效，如果在使用后 6 ～ 8 周无效，应考虑增加剂量或
换药。

◇ 首次发作的抑郁障碍，在症状缓解后应持续治疗
1 年。

◇ 第 2 次及随后反复抑郁发作，可能需要长期治疗。

◇ 停用 SSRI 和 SNRI 药物时建议逐渐减量可避免潜
在的撤药反应。

◇ 在停药中出现撤药症状，应增加剂量缓解撤药症
状，然后再以更缓慢的速度撤药。

◇ 撤药相对困难的药物是帕罗西汀和文拉法辛，相
对容易的药物是氟西汀（半衰期长）。

一、选择性 5- 羟色胺再摄取抑制剂（SSRI）

（一）艾司西酞普兰 / 西酞普兰[2]

■ 适应证

● FDA 批准的适应证包括抑郁障碍、广泛性焦虑障碍。

● 还被用于治疗惊恐障碍、强迫障碍、创伤后应激障碍、社交焦虑障碍（社交恐惧症）、经前期烦躁障碍（premenstrual dysphoric disorder，PMDD，被认为是经前期综合征的严重形式，其突出症状为愤怒、易激惹及内心紧张）等。

■ 用法与注意事项

● 剂量：

⊙艾司西酞普兰的常用日剂量范围 10 ～ 20mg。

⊙可 10mg 起始，每日 1 次，晨服或晚服均可（少数患者服用后嗜睡，可推荐睡前服用）。

⊙为了减少潜在的胃肠反应，也可考虑 5mg 起始，甚至 2.5mg 起始，缓慢加量，直到达到理想的效果。

⊙老年人群和肝损害患者建议日剂量不超过 10mg。

⊙尚无用于肾功能损害患者的资料，但可从日剂量 10mg 开始。

⊙采用更低的起始剂量和更缓慢的增量速度，并指导患者将 SSRI 药物与饭同服，有助于减少 SSRI 药物所致的胃肠道不良反应[3]。

⊙ 10mg 艾司西酞普兰相当于 40mg 西酞普兰的疗效，且比西酞普兰起效更快，疗效更佳，不良反应更少。

● 1 周内可获得稳态血药浓度，敏感患者的起效时间可在治疗 1 周后发生。

● 过量：

⊙无论单用或合并用药，罕有致命危险发生的报道。

⊙相关症状为呕吐、镇静、心律失常、头晕、出汗、恶心、震颤，少见反应有遗忘、意识障碍、昏迷和抽搐等。

● 停药：

⊙平均半衰期 27 ～ 32 小时。

⊙多数患者可在 3 天减去 50% 的剂量，然后再用 3 天减量，直至停用。

■ 潜在优势

● 对心功能损害患者相对安全，治疗抑郁伴急性心绞痛或心肌梗死后患者，可减少心血管不良事件和改善生存，同时改善心境。

● 对细胞色素 450 酶无明显作用，适合服用多药的老年患者，极少引起药物的相互作用。

● 比其他 SSRI 类药物起效相对快。

● 西酞普兰与帕罗西汀的 5- 羟色胺再摄取抑制作用强于氟西汀、舍曲林和氟伏沙明。

● 在抗抑郁药中属于耐受性较好的药物。

- 比其他 SSRI 药物更少引起性功能障碍。

■ **潜在不足**

- 不良反应：

⊙性功能障碍：性欲下降、性高潮缺乏、男性射精延迟、勃起障碍等。

⊙胃肠道症状：食欲减退、恶心、腹泻、便秘、口干等。

⊙中枢神经系统症状：失眠、激越、震颤、头痛、头晕等。

⊙自主神经系统症状：出汗等。

⊙极少的低钠血症。

⊙罕见癫痫、引发躁狂、自杀观念/行为、体重增加、镇静等。

- 老年人有 QTc 间期延长的风险，故建议其应用艾司西酞普兰不超过 10mg[1]。

- 与舒马曲普坦（或同类药）、抗凝药等合用时可能出现不良反应。

- 与其他抗抑郁药（如安非他酮、米氮平等）联用时要注意可能激活双相障碍和自杀观念。

- 可能引起认知的迟钝和情感的平淡。

（二）舍曲林[2]

舍曲林是选择性 5-羟色胺再摄取抑制剂，还具有少量的多巴胺再摄取抑制作用。

■ **适应证**

● FDA 批准的适应证包括抑郁障碍、经前期烦躁障碍、惊恐障碍、创伤后应激障碍、社交焦虑障碍（社交恐惧症）、强迫症。

● 还被用于广泛焦虑障碍等。

■ **用法与注意事项**

● 剂量：

⊙常用日剂量范围 50～200mg。

⊙每日 1 次用药，多数需要早晨服用，部分患者在治疗初始可感到精力增强和激活，晨服可减少失眠的发生。

⊙部分患者服用后困倦，建议睡前服用[1]。

⊙与饭同服，可增加舍曲林的血药浓度，并减少恶心的发生[1]。

⊙抑郁障碍和强迫症：日剂量起始 50mg，必要时可 25mg 起始，可根据药效每周增加剂量 1 次，最大日剂量常为 200mg，可单次服用。

⊙惊恐障碍和创伤后应激障碍：起始日剂量为 25mg，此后 1 周增加至 50mg，根据症状和药效可逐渐增至最大的日剂量 200mg，单次服用。

⊙经前期烦躁障碍：起始日剂量 50mg，必要时可 25mg 起始，可在月经周期每日用药或仅仅在黄体期给药。

⊙治疗创伤后应激障碍的患者，可能日剂量需要超过 100mg 才能达到最佳疗效[3]。

⊙6～12 岁儿童起始日剂量为 25mg。

⊙ 13 岁及以上者起始日剂量参考成人。

⊙ 如果有不良反应，可将剂量减少到 25mg 甚至 12.5mg，直到不良反应消失，然后逐渐增加剂量，通常至少日剂量为 50mg。

⊙ 与唑吡坦合用，使其更快起效，并增加唑吡坦血药峰浓度[1]。

⊙ 肝损害患者建议减少剂量或给药频率，大约减半。

⊙ 部分老年患者需要更低的起始剂量和维持剂量，以及更慢的滴定速度。

⊙ 患者越是焦虑和激越，越需要较低的起始剂量、更慢的滴定剂量，必要时可考虑合并曲唑酮或一种苯二氮䓬类药物。

⊙ 在单用舍曲林效果不佳时，联用安非他酮会使部分抑郁患者会出现意想不到的疗效。

● 过量：

⊙ 单用罕有致命危险发生的报道。

⊙ 与其他药物或酒精合并使用时，过量有死亡报道。

⊙ 相关症状为呕吐、镇静、心律失常、瞳孔扩张、易激惹。

● 停药：

⊙ 母药半衰期 22～36 小时，代谢产物半衰期为 63～104 小时。

⊙ 撤药反应包括眩晕、恶心、胃绞痛、出汗、麻刺感、感觉迟钝等。

⊙多数患者可耐受 3 天减去 50% 的剂量，然后再用 3 天减去剩下剂量的 50%，然后停药。

■ 潜在优势

● 可有效治疗产后抑郁障碍。

● 可治疗经前期烦躁障碍，与氟西汀一样可在患者黄体期做间歇性治疗[3]。

● 适用于非典型抑郁障碍（例如睡眠过多、食欲增加）、精力不足和疲乏患者。

● 舍曲林很少引起泌乳素水平升高，适合希望避免出现高泌乳素血症的患者，例如青春期儿童、有乳溢的女孩或妇女、未明原因闭经的女孩或妇女、绝经后未使用雌激素替代治疗的妇女。

● 肾功能损害患者不需要调整剂量，血液透析无法清除舍曲林。

● 心血管安全性高，治疗抑郁伴急性心绞痛或心肌梗死后患者，可降低心脏病发病风险，提高生存率，同时改善心境。

● 在低剂量时，对 CYP450 酶抑制作用较弱。

■ 潜在不足

● 不良反应：

⊙多数不良反应是即刻的，随时间进展而消失。

⊙性功能障碍：性欲下降、性快感缺乏、男性射精延迟、勃起障碍等。

⊙胃肠道症状：食欲减退、恶心、腹泻、便秘、口干等。

　　⊙中枢神经系统症状：失眠、激越、震颤、头痛、头晕等。

　　⊙自主神经系统症状：出汗等。

　　⊙罕见镇静、体重增加、癫痫、诱发躁狂、激活自杀观念或行为、低钠血症和低血压。

　　● 可增加三环类抗抑郁药、β 受体阻滞剂、阿普唑仑、丁螺环酮、硫利达嗪、哌迷清（类似氟哌啶醇，具有长效抗精神病作用）的血浆浓度。

　　● 与其他抗抑郁药（如安非他酮、米氮平等）联用时要注意可能激活双相障碍和自杀观念。

　　● 对有失眠焦虑症患者的起始治疗时可能加重症状。

　　● 与其他抗抑郁药相比，胃肠道不良反应相对多，特别是腹泻，对伴有肠易激综合征的患者不适用。

　　● 需要缓慢剂量滴定。

（三）氟西汀[2]

　　氟西汀是选择性 5- 羟色胺再摄取抑制剂，由于同时具有 5-HT2c 受体拮抗特性，可能增加去甲肾上腺素和多巴胺的传递。

■ 适应证

　　● FDA 批准的适应证包括重性抑郁障碍、强迫症、经前期烦躁障碍、神经性贪食、惊恐障碍等。

　　● 还被用于治疗社交焦虑障碍（社交恐惧症）、创伤后应激障碍等。

■ 用法与注意事项

● 剂量：

⊙抑郁/焦虑和强迫症：常用日剂量范围20～80mg，日剂量20mg起始，晨服，服用数周后根据疗效考虑增加剂量，最高日剂量为80mg。

⊙有研究发现氟西汀产生最大受益的日剂量是20～40mg，而日剂量60mg时因为出现不良反应的可能性增加，受益反而可能减少[3]。

⊙神经性贪食：起始日剂量为60mg，晨服，一些难以耐受的患者需要从低剂量起始，经过数天逐渐滴定。

⊙每日1次用药，多数需要早晨服用，部分患者在治疗初始可感到激活作用，晨服可减少夜间失眠的发生。

⊙起始治疗时使用日剂量20mg维持3周，可降低呕吐的发生率和严重程度[3]。

⊙患者越是焦虑和激越，越需要较低的起始剂量、更慢的滴定剂量，必要时可考虑合并曲唑酮或一种苯二氮䓬类药物。

⊙青少年患者常需使用成年人的剂量，但儿童的剂量应该略低。

⊙部分老年患者需要更低的起始剂量和维持剂量，以及更慢的滴定速度。

⊙肝损害患者建议减少剂量或给药频率，大约减半。

⊙如果有不良反应，可将日剂量减少到10mg，如果患者能耐受且有效，可维持该剂量并观察数周。如果患者可耐受但效果不佳，可逐渐增加至 20mg 或 20mg 以上。

- 过量：

⊙单用氟西汀过量罕有致命危险的发生，可见呼吸抑制，特别是伴酒精中毒、共济失调、镇静和癫痫时。

⊙大剂量氟西汀有可能诱发谵妄[1]。

- 停药：由于氟西汀的半衰期为 2 ～ 3 天，活性代谢产物去甲氟西汀半衰期可达 2 周，因此本身停用后体内浓度逐渐下降，不必逐渐减量。

■ 潜在优势

- 较少引起体重增加。

- 已批准用于儿童强迫和抑郁障碍。

- 与舍曲林类似，适用于非典型抑郁障碍（例如睡眠过多、食欲增加）、精力不足和疲乏患者。

- 首个被批准治疗经前期烦躁障碍的药物，与舍曲林一样可在黄体期做间歇性治疗[3]。

- 适用于共病进食障碍和情感障碍的患者。

- 与奥氮平联合适用于双相抑郁、精神病性抑郁和难治性抑郁的治疗。

- 肾功能损害患者不需要调整剂量，血液透析无法清除氟西汀。

■ 潜在不足

- 不良反应：

⊙多数不良反应是即刻的，随时间进展而消失。

⊙性功能障碍：性欲下降、性高潮缺乏、男性射精延迟、勃起障碍等。

⊙胃肠道症状：食欲减退、恶心、腹泻、便秘、口干等。

⊙中枢神经系统症状：失眠或镇静、激越、震颤、头痛、头晕等。

⊙自主神经系统症状：出汗等。

⊙罕见镇静、体重增加、癫痫、诱发躁狂、激活自杀观念或行为、出血和瘀伤。

- 常用的药物形式为胶囊，难以半量服用。
- 氟西汀可能抑制儿童生长，长期效应不明确。
- 对有失眠焦虑症患者的起始治疗时可能加重症状。
- 惊恐障碍和焦虑障碍患者对氟西汀的耐受性相对差，特别是起始治疗阶段，需给予联合曲唑酮或苯二氮䓬类药物。
- 可能引起情绪反应平淡、认知缓慢和情感缺乏。
- 对 CYP450 酶有抑制作用。
- 氟西汀独有的 5-HT2c 受体拮抗可能引起激越、焦虑和令人不快的兴奋，特别是在治疗早期。
- 可增加三环类抗抑郁药、安非他酮、曲唑酮、β 受体阻滞剂、地西泮、阿普唑仑、丁螺环酮、硫利达嗪、哌迷清的血浆浓度。

（四）帕罗西汀[2]

帕罗西汀是选择性 5- 羟色胺再摄取抑制剂，有轻度的去甲肾上腺素再摄取阻断和抗胆碱能作用。

■ **适应证**

FDA 批准的适应证包括抑郁障碍、强迫症、惊恐障碍、社交焦虑障碍（社交恐惧症）、创伤后应激障碍、广泛性焦虑障碍、经前期烦躁障碍等。

■ **用法与注意事项**

● 剂量：

⊙常用日剂量范围 20 ～ 50mg。

⊙初始日剂量通常为 10 ～ 20mg，一般以 1 周为单位观察评价疗效后再考虑增量，每周加量 1 次，每次增加日剂量 10mg。

⊙对抑郁和社交焦虑患者，一般日剂量 20mg 即可有效，对其他焦虑障碍和困难病例可能需要更高剂量。

⊙在治疗创伤后应激障碍时，日剂量 20mg 与日剂量 40mg 的疗效可能相当[3]。

⊙通常一天给药 1 次，一般是在就寝时间，因为部分患者服用帕罗西汀可能出现镇静作用，采用夜间服药的方式可减少日间的昏昏欲睡，但多数患者可耐受白天给药。

⊙老年患者和肝肾功能损害患者起始剂量为 10mg，最大日剂量为 40mg。

⊙部分老年患者需要更低的起始剂量和维持剂量，以及更慢的滴定速度。

⊙如果有不良反应，可将日剂量减少到 5 ～ 10mg，直到不良反应减轻，然后再缓慢增加剂量，通常至少到 20mg。

● 过量：单用帕罗西汀过量罕有致命危险的发生，常见呕吐、镇静、心律失常、瞳孔增大、口干等。

● 停药：

⊙平均半衰期 20 ～ 24 小时。

⊙撤药反应包括头晕、恶心、胃痉挛、出汗、麻刺感、感觉迟钝等。

⊙许多患者可耐受在 3 天内减量 50%，然后在下一个 3 天减少余量的 50%，直至停药。

⊙停药困难患者需要在几个月内以每天减少 1% 剂量的方式逐渐减少，这既是一种缓慢减量的方式，也是一种行为脱敏的方式。

⊙具体来说，可以溶化药片到 100mg 果汁内，然后取出 1mL，喝下剩余的 99mL，用同样的方式喝 3 ～ 7 天后，取出 2mL，喝下剩余的 98mL，以此类推。

⊙还可以采取氟西汀辅助的方式，即在帕罗西汀减量前加服半衰期长的氟西汀，在氟西汀的辅助下，缓慢减少帕罗西汀直至停用，然后再逐渐减少氟西汀。

■ 潜在优势

● 适用于有焦虑和失眠的患者。

● 适用于混合焦虑／抑郁的患者。

● 部分患者在治疗初始可体验到失眠或焦虑的缓解。

■ 潜在不足

● 不良反应：

⊙性功能障碍：性欲下降、性高潮缺乏、男性射精延迟、勃起障碍等。

⊙胃肠道症状：食欲减退、恶心、腹泻、便秘、口干等。

⊙中枢神经系统症状：常见失眠或镇静、激越、震颤、头痛、头晕等。

⊙自主神经系统症状：出汗等。

⊙偶见体重增加。

⊙罕见癫痫、诱发躁狂、激活自杀观念或行为、出血和低钠血症。

● 对 CYP450 酶有抑制作用。

● 睡眠过度的患者不适用。

● 阿尔茨海默病 / 认知障碍患者不适用。

● 有精神运动阻滞、疲劳和无力的患者不适用。

● 可能引起情绪平淡、认知缓慢和情感淡漠。

● 因为帕罗西汀抑制自身代谢和抗胆碱作用，使其撤药反应比其他 SSRI 更为常见和严重。

● 激活作用比其他 SSRI 小。

● 比其他 SSRI 更容易出现体重增加和性功能障碍。

● 可增加三环类抗抑郁药、茶碱、β 受体阻滞剂、硫利达嗪、匹莫齐特等的血浆浓度。

（五）氟伏沙明[2]

■ 适应证

• FDA 批准的适应证包括强迫症和社交焦虑障碍（社交恐惧症）。

• 还被用于抑郁障碍、惊恐障碍、广泛焦虑障碍、创伤后应激障碍等。

■ 用法与注意事项

• 成人剂量：

⊙治疗抑郁障碍的常用日剂量为 100 ～ 200mg。

⊙治疗强迫症和社交焦虑障碍的常用日剂量为 100 ～ 300mg。

⊙日剂量起始 50mg，必要时可 25mg 起始，在 4 ～ 7 天可以每日 25 ～ 50mg 递增，然后观察数周评估疗效，再根据需要进一步加量。

⊙日剂量＜ 100mg 时，由于氟伏沙明具有镇静作用，通常晚上顿服。

⊙日剂量＞ 100mg 时，也可考虑分 2 次服药以增加患者的耐受性，但夜间的剂量可相对大些。

⊙部分老年患者需要更低的起始剂量和维持剂量，以及更慢的滴定速度。

⊙肝损害患者建议减少剂量或给药频率，大约减半，加量需缓慢。

• 儿童剂量：

⊙ FDA 批准氟伏沙明可治疗 8～17 岁的强迫症青少年。

⊙ 起始日剂量为 25mg，在 4～7 天可以每日 25mg 递增，然后观察数周评估疗效，再根据需要进一步加量。

⊙ 最高日剂量为 200mg，日剂量在 50mg 以上时应分次服用。

⊙ 睡前剂量可比白天剂量更大一些。

● 过量：氟伏沙明过量罕有致命危险发生的报道。相关症状为镇静、头晕、呕吐、腹泻、心律失常、癫痫发作、昏迷和呼吸困难。

● 停药：

⊙ 母药半衰期 9～28 小时。

⊙ 撤药反应包括头晕、恶心、胃痉挛、出汗、刺痛、感觉异常等。

⊙ 多数患者可耐受 3 天减去 50% 的剂量，然后再用 3 天减去剩下剂量的 50%，然后停药。

■ 潜在优势

● 适用于混合焦虑／抑郁的患者。

● 部分患者在治疗初始可体验到失眠或焦虑的缓解。

● 可能较其他 SSRI 更少出现性功能障碍。

● 肾功能损害患者不需要调整剂量。

■ 潜在不足

● 不良反应：

⊙ 多数不良反应是即刻出现的，随时间进展而消失。

⊙性功能障碍：性欲下降、性快感缺乏、男性射精延迟、勃起障碍等。

⊙胃肠道症状：食欲减退、恶心、腹泻、便秘、口干等。

⊙相对多见的是中枢神经系统症状：失眠或镇静、激越、震颤、头痛、头晕等。

⊙自主神经系统症状：出汗等。

⊙罕见体重增加、癫痫、诱发躁狂、激活自杀观念或行为、出血倾向和低钠血症。

- 可能引起情绪平淡、认知迟缓和情感缺乏等。
- 对伴有肠易激综合征或胃肠道症状的患者不适用。
- 需要缓慢剂量滴定。
- 对 CYP450 酶有抑制作用。
- 对于难治性强迫症患者，可由专科医生评估后谨慎联用氯米帕明。
- 可增加三环类抗抑郁药、卡马西平、苯二氮䓬类药物、硫利达嗪、匹莫齐特的血浆浓度。

二、5- 羟色胺 / 去甲肾上腺素双重再摄取抑制剂（SNRI）

（一）度洛西汀[2]

度洛西汀是 5- 羟色胺 / 去甲肾上腺素双重再摄取抑制剂，可增加 5- 羟色胺、去甲肾上腺素、多巴胺等神经递质，还可用于治疗疼痛、躯体不适等症状。

■ **适应证**

● FDA 批准的适应证包括抑郁障碍、糖尿病周围神经痛、纤维肌痛、广泛性焦虑障碍等。

● 强迫症和社交焦虑障碍（社交恐惧症）。

● 还被用于压力性尿失禁、神经性疼痛、慢性疼痛、其他焦虑障碍等。

■ **用法与注意事项**

● 治疗抑郁：

⊙治疗抑郁障碍的常用日剂量为 40 ～ 60mg，分 1 ～ 2 次服用。

⊙日剂量起始 20 ～ 40mg，分 1 ～ 2 次服用。

⊙必要时日剂量可增至 60mg，甚至临床中有日剂量可达 120mg 的情况，但缺乏高剂量下的安全性评价。

● 治疗焦虑：

⊙治疗广泛性焦虑，起始日剂量 30 ～ 60mg，每日 1 次。

⊙也可考虑日剂量 20 ～ 30mg 起始，早上与餐同服，提高患者的耐受性。

⊙3 ～ 7 天后可将日剂量逐渐加至 60mg，部分患者需要 1 ～ 2 周逐渐加至 60mg[1]。

⊙部分患者采用每次服用 30mg，每天 2 次，可减少恶心症状[3]。

⊙多数患者可以耐受每天 1 次服用 60mg。

⊙如需增至日剂量 90mg，应保持日剂量 60mg 至少 4 周[3]。

⊙临床中有日剂量可达 120mg 的情况，但每日 60mg 以上的剂量不一定比每天 60mg 更有效[3]，且缺乏高剂量下的安全性评价。

● 治疗疼痛：

⊙治疗糖尿病性周围神经痛一般 60mg，每天 1 次。

⊙治疗周围神经痛和纤维肌痛起始日剂量 30mg，每日 1 次，1 周后可增量至 60mg，最大日剂量通常为 60mg。

● 治疗压力性尿失禁：40mg，每天 2 次。

● 40 ～ 60mg 的剂量就可以产生 5- 羟色胺和去甲肾上腺素再摄取的阻滞效果。

● 不要咀嚼、弄碎或混在食物中服用，直接吞服以免影响肠溶效果。

● 心、肝、肾功能损害患者：

⊙轻中度肾损害通常不需要调整剂量。

⊙晚期需透析的肾病患者或严重肾损害患者不建议使用。

⊙禁用于任何程度的肝损害患者，因为可能增加血清转氨酶升高的风险。

⊙大量饮酒患者不建议使用。

⊙心功能损害患者慎用。

● 部分老年患者需要更低的起始剂量和维持剂量。

● 可在 1 周内减轻神经痛，但起效仍需更长时间。

• 对于糖尿病周围神经痛、纤维肌痛和慢性神经痛，可能需要长期治疗。

• 过量：度洛西汀过量罕有致命危险发生的报道。相关症状为 5-羟色胺综合征、镇静、恶心、癫痫发作、昏迷和血压改变。

• 停药：

⊙半衰期大约 12 小时。

⊙撤药反应包括眩晕、恶心、呕吐、头痛、感觉错乱、易激惹等。

⊙多数患者可耐受 3 天减去 50% 的剂量，然后再用 3 天减去剩下剂量的 50%，然后停药。

⊙罕见肝毒性反应，若患者出现了胆汁淤积或其他肝功能显著异常表现，应停用度洛西汀。

■ 潜在优势

• 适用于伴躯体症状的抑郁患者。

• 适用于迟滞型抑郁患者。

• 适用于非典型抑郁患者。

• 共病焦虑的抑郁患者。

• 比使用 SSRI 治疗的患者有更高的治愈率。

• 适用于抑郁伴躯体化症状、疲劳、疼痛的患者。

• 继普瑞巴林之后，第二个获批治疗纤维肌痛的药物[3]。

• 可用于治疗压力性尿失禁。

• SSRI 治疗效果欠佳或无效的患者。

- 度洛西汀是比文拉法辛更强的去甲肾上腺素再摄取抑制剂[3]。

- 对 QTc 间期无影响，较文拉法辛更少引起高血压。

■ 潜在不足

- 不良反应：

⊙多数不良反应是即刻出现的，随时间进展而消失。

⊙性功能障碍：女性性高潮异常，男性性欲下降、阳痿、射精/性高潮异常等。但有研究显示，度洛西汀出现性功能不良反应的发生率低于 SSRI[3]。

⊙胃肠道症状：食欲减退、恶心、腹泻、便秘、口干等。

⊙中枢神经系统症状：失眠或镇静，少数患者可能出现激活。

⊙自主神经系统症状：出汗等。

⊙血压升高。

⊙与剂量相关的心率增加（增幅每分钟 1～4 次）[3]。

⊙尿潴留。

⊙罕见体重增加、癫痫、轻躁狂、激活自杀观念或行为。

- 禁用于任何程度的肝损害患者。

- 易恶心的患者不宜使用。

- 可能升高血压，治疗前需测血压，并在治疗期间需定期监测。

- 禁用于患有闭角型青光眼的患者。

- 患有泌尿科或前列腺问题的患者不宜使用（如老年患者）。
- 对 CYP450 酶有一定抑制作用。
- 可增加三环类抗抑郁药、茶碱、氯氮平、β 受体阻滞剂、硫利达嗪的血浆浓度。

（二）文拉法辛[2]

文拉法辛是 5- 羟色胺 / 去甲肾上腺素双重再摄取抑制剂，可增加 5- 羟色胺、去甲肾上腺素、多巴胺等神经递质。

■ **适应证**

- FDA 批准的适应证包括抑郁障碍、广泛性焦虑障碍、社交焦虑障碍（社交恐惧症）、惊恐障碍等。
- 还被用于创伤后应激障碍、经前期烦躁障碍等。

■ **用法与注意事项**

- 治疗抑郁障碍的常用日剂量为 75～225mg，分 1～3 次服用。
- 起始剂量为 37.5mg，每天 1 次，或者 25～50mg 起始，每天 2～3 次。
- 治疗广泛性焦虑，常用日剂量 150～225mg，分 1～3 次服用。
- 采用起始剂量治疗 1～2 周后可根据症状缓解情况滴定剂量，根据耐受情况一般滴定速度为每天 3 天增加 37.5mg，或者每周增加 75mg，可在该剂量水平观察几周，根据症状缓解情况，必要时再增加 75mg，直至达到满意疗效。

- 在低剂量时以 5- 羟色胺再摄取抑制作用为主。

- 在中高剂量时发挥 5- 羟色胺和去甲肾上腺素再摄取抑制的双重作用。临床中有日剂量高达 375mg 的报道，但缺乏高剂量下的安全性评价。

- 不要咀嚼或破坏文拉法辛缓释胶囊，否则会改变其释放的特性。

- 心、肝、肾功能损害患者：

⊙心功能损害患者慎用。

⊙肝功能损害患者日剂量减半。

⊙肾功能损害患者日剂量减少 25% ～ 50%。

⊙肾透析患者应在完成透析后接受随后的药物治疗。

- 部分老年患者需要更低的起始剂量和维持剂量。

- 过量：

⊙可能会危及生命。

⊙可能无任何症状。

⊙可能出现的症状包括镇静、癫痫和心动过速。

⊙过量服用文拉法辛的致死率高于 SSRI。

- 停药：

⊙母药半衰期为 3 ～ 7 小时，活性代谢产物半衰期为 9 ～ 13 小时。

⊙撤药反应包括头晕、恶心、胃部痛性痉挛、出汗、麻刺感、感觉迟钝等。

⊙一些患者可耐受在 3 天内减量 50%，然后在下一个 3 天减少余量的 50%，直至停药。

⊙但对于服药超过 2 周的患者，建议至少 2 周内逐渐减量，必要时减量过程需要 4 周或更长[3]。

⊙对许多患者而言，每 3 天减少 37.5mg 或每周减少 75mg 可以减少撤药反应的发生[3]。

⊙停药困难患者需要在几个月内以每天减少 1% 剂量的方式逐渐减少，这既是一种缓慢减量的方式，也是一种行为脱敏的方式。

⊙具体来说，可以溶化药片到 100mg 果汁内，然后取出 1mL，喝下剩余的 99mL，用同样的方式喝 3 ～ 7 天后，取出 2mL，喝下剩余的 98mL，如法炮制。

⊙停用文拉法辛特别困难者还可以采取氟西汀辅助的方式，即在文拉法辛减量前加服半衰期长的氟西汀，在氟西汀的辅助下，缓慢减少文拉法辛直至停用，然后再逐渐减少氟西汀。

■ 潜在优势

● 适用于迟滞型抑郁患者。

● 适用于非典型抑郁患者。

● 类似西酞普兰，不是细胞色素 P450 酶的强抑制剂，极少引起药代动力学上的药物相互作用[3]。

● 日剂量 150 ～ 300mg 对儿童期和成人的注意缺陷与多动障碍（attention deficit and hyperactivity disorder，ADHD）有效[3]。

- 对于多种焦虑障碍有效，适用于共病焦虑的抑郁患者。

- 比使用 SSRI 治疗的患者有更高的症状缓解率。

- 适用于抑郁伴躯体化症状、疲劳、疼痛的患者。

- 对于 SSRI 疗效欠佳或无效的患者，文拉法辛是难治性抑郁障碍的首选治疗之一。

■ 潜在不足

- 不良反应：

⊙ 多数不良反应是即刻出现的，随着药物剂量的增加而呈现至少暂时性的增加，但通常会随着治疗的持续而消失。

⊙ 性功能障碍：射精/性高潮异常、性无能等。

⊙ 胃肠道症状：食欲减退、恶心、腹泻、便秘、口干等。

⊙ 中枢神经系统症状：头痛、失眠或镇静（偶见）、神经过敏等，一些患者可能有激活作用。

⊙ 虚弱、出汗等。

⊙ 与剂量相关的血压升高。

⊙ 与剂量相关的心率增加（增幅每分钟 1～4 次）[3]。

⊙ 低钠血症。

⊙ 罕见体重增加、癫痫、诱发轻躁狂、激活自杀观念或行为。

- 与其他抗抑郁药相比，服用文拉法辛所致的药物戒断反应更为常见和严重。

- 可能升高血压，治疗前需测血压，并在治疗期间需定期监测，特别是服用日剂量＞225mg时更应如此。

- 剂量超过150mg以上才能显现对去甲肾上腺素有临床意义的作用（双通道作用）[3]。

- 禁用于病情不稳的闭角型青光眼的患者。

- 心脏疾病患者慎用。

参考文献

[1] Procyshyn R M，Bezchlibnyk-Butler K Z，Joel Jeffries J.精神科药物临床手册[M].北京：科学出版社，2020：2-81.

[2] Stahl S M.精神药理学精要：处方指南[M].第2版.北京：北京大学医学出版社，2016：126-446.

[3] Schatzberg A F，DeBattista C.临床精神药理学手册[M].第8版.北京：北京大学医学出版社，2018：31-61.

附录四　常用量表

一、4A 测试（the 4A's Test，4AT）

二、意识模糊评估法（Confusion Assessment Method，CAM）及基于 CAM 的谵妄严重程度评分系统（CAM-based scoring system for delirium severity，CAM-S）

三、格拉斯哥昏迷量表（Glasgow Coma Scale，GCS）

四、重症监护意识模糊评估法（Confusion Assessment Method for the Intensive Care Unit，CAM-ICU）

五、重症监护谵妄筛查表（Intensive Care Delirium Screening Checklist，ICDSC）

六、蒙特利尔认知评估量表（Montreal Cognitive Assessment，MoCA）

七、简易精神状态检查表（Minimum Mental State Examination，MMSE）

八、护理谵妄筛查量表（Nursing Delirium Screening scale，Nu-DESC）

九、儿童麻醉苏醒期谵妄评分（Pediatric Anesthesia Emergence Delirium，PAED）

十、谵妄分级量表 -98 修订版（Delirium Rating Scale，DRS-R-98）

一、4A测试（the 4A's Test，4AT）

①警觉性（alertness）：观察患者是否出现明显嗜睡（如难以唤醒、明显困倦）和 / 或易激惹状态（如烦躁、多动）的警觉性异常表现

正常（在评估过程中患者处理完全清醒且不过激）	0 分
醒来后轻度困倦＜ 10 秒，然后正常	0 分
明显异常（明显嗜睡和 / 或易激惹状态）	4 分

②简化心理测试 4（The 4-item Abbreviated Mental Test，AMT4）
引导语：我要问你 4 个关于记忆的问题。"你今年多少岁？""你的出生年月日是什么？""你知道今年是哪一年吗？""你知道你现在在哪里吗？"（回答"医院或大楼名称"即为正确答案）

没有错误	0 分
1 个错误	1 分
≥ 2 个错误 / 无法测试	2 分

③注意力（attention）引导语：我现在询问你一个关于思考的问题。"请将每年的月份从 12 月开始倒过来告诉我"（可提示患者 12 月的前一个月是 11 月）

正确的月份数≥ 7 个	0 分
正确的月份数＜ 7 个	1 分
无法测试（患者不适、嗜睡、注意力不集中等）	2 分

④急性改变或病程波动（acute change or fluctuating course）：观察患者过去 2 周内出现且过去 24 小时内仍然存在的明显变化或波动的精神状态异常，如警觉性、认知功能、其他心理功能（如妄想、幻觉）

否	0 分
是	4 分

合计：

无谵妄或无严重认知功能障碍（确保第 4 项问题完成的前提下） 0 分

可能认知功能障碍 1～3 分

可能谵妄合并 / 不合并认知损害 ≥4 分

二、意识模糊评估法（Confusion Assessment Method，CAM）及基于 CAM 的谵妄严重程度评分系统（CAM-based scoring system for delirium severity，CAM-S）

（一）CAM

意识模糊评估法（CAM）

特征	表现
1. 急性发病和病情波动性变化	与患者基础水平相比，是否有证据表明存在精神状态的急性变化 在 1 天中，患者的（异常）行为是否存在波动性（症状时有时无或时轻时重）
2. 注意力不集中	患者的注意力是否难以集中，如注意力容易被分散或不能跟上正在谈论的话题
3. 思维紊乱	患者的思维是否混乱或者不连贯，如谈话主题分散或与谈话内容无关，思维不清晰或不合逻辑，或毫无征兆地从一个话题突然转到另一个话题

特征	表现
4. 意识水平的改变	患者当前的意识水平是否存在异常，如过度警觉（对环境刺激过度敏感、易惊吓）、嗜睡（瞌睡、易叫醒）或昏迷（不易叫醒）

注：

特征 1+ 特征 2+ 特征 3=CAM 阳性

特征 1+ 特征 2+ 特征 4=CAM 阳性

特征 1+ 特征 2+ 特征 3+ 特征 4=CAM 阳性

（二）CAM-S

尽管 CAM 已广泛用于谵妄筛查，但其作为严重程度评估工具的有效性尚未验证。Sharon K. Inouye 及其同事开发并验证一种新的谵妄严重程度评分系统（CAM-S），以量化症状强度，预测临床结局，并为研究谵妄的病理机制和治疗效果提供工具。该系统包括 4 个条目及 10 个条目两个版本。

1. CAM-S 简版（4 个条目）

（1）急性发作或症状波动（acute onset or symptom fluctuation）：缺如（0 分）、存在（1 分）。

（2）注意受损（inattention）：缺如（0 分）、轻度（1 分）及显著（2 分）。

（3）思维紊乱（disorganized thinking）：缺如（0 分）、轻度（1 分）及显著（2 分）。

（4）意识水平变化（altered level of consciousness）：

缺如（0分）、轻度（1分）及显著（2分）。

除了"急性发作或症状波动"被评为缺如（0）或存在（1），其他三项症状分别被评为缺如（0分）、轻度（1分）及显著（2分），总分0～7分（0=无症状，7=最严重）。

2. CAM-S长版（10个条目）

（1）急性发作或症状波动（acute onset or symptom fluctuation）：缺如（0分）、存在（1分）。

（2）注意受损（inattention）：缺如（0分）、轻度（1分）及显著（2分）。

（3）思维紊乱（disorganized thinking）：缺如（0分）、轻度（1分）及显著（2分）。

（4）意识水平变化（altered level of consciousness）：缺如（0分）、轻度（1分）及显著（2分）。

（5）定向力受损（disorientation）：缺如（0分）、轻度（1分）及显著（2分）。

（6）记忆损害（memory impairment）：缺如（0分）、轻度（1分）及显著（2分）。

（7）感知觉紊乱（perceptual disturbances）：缺如（0分）、轻度（1分）及显著（2分）。

（8）精神运动性激越（psychomotor agitation）：缺如（0分）、轻度（1分）及显著（2分）。

（9）精神运动性迟滞（psychomotor retardation）：缺如（0分）、轻度（1分）及显著（2分）。

（10）睡眠–觉醒周期紊乱（sleep-wake cycle disturbance)：缺如（0分）、轻度（1分）及显著（2分）。

除了"急性发作或症状波动"被评为缺如（0分）或存在（1分），其他三项症状分别被评为缺如（0分）、轻度（1分）及显著（2分），总分0～19分。

CAM-S基于广泛使用的CAM工具，临床推广成本低，简版仅需5分钟即可完成。CAM-S同时适用于谵妄与非谵妄患者，能捕捉症状的连续变化，为治疗反应监测提供依据。长版覆盖更广的症状维度（如精神运动迟滞、睡眠障碍），尤其适用于研究场景。

三、格拉斯哥昏迷量表（Glasgow Coma Scale, GCS）

格拉斯哥昏迷评分表

睁眼反应	正常睁眼（自动睁眼）	4 ☐
	对声音刺激有睁眼反应	3 ☐
	对疼痛刺激有睁眼反应	2 ☐
	对任何刺激无睁眼反应	1 ☐
语言反应	能对答，并能准确回答时间、地点、人物等定向问题	5 ☐
	能对答，但不能准确回答时间、地点、人物等定向问题	4 ☐
	言语不当，但语意可辨	3 ☐
	言语模糊不清，语意难辨	2 ☐
	任何刺激无语言反应	1 ☐

	可按指令动作	6☐
	对疼痛刺激能定位	5☐
运动反应	对疼痛刺激有肢体退缩反应	4☐
	对疼痛刺激肢体过度屈曲	3☐
	对疼痛刺激肢体过度伸展	2☐
	对疼痛刺激无反应	1☐
总分		

注：格拉斯哥昏迷评分最高分为15分，表示意识清楚，最低3分，分数越低则意识障碍越重。选评判时的最好反应计分。按得分多少，评定其意识障碍程度。13～14分为轻度意识障碍，9～12分为中度障碍，8分以下为昏迷。

四、重症监护意识模糊评估法（Confusion Assessment Method for the Intensive Care Unit，CAM-ICU）

CAM-ICU专门为评估重症监护（ICU）患者，尤其是为评估气管插管等不能说话的患者是否存在谵妄而设计的评估工具，具有快速、方便、正确等特点。

第一步：躁动镇静评估。

Richmond 躁动 – 镇静评分
（Richmond Agitation–Sedation Scale，RASS）

分值	状态	临床症状
+4	有攻击性 （combative）	有明显的攻击行为、暴力行为，对工作人员构成直接的危险
+3	非常躁动 （very agitated）	抓或拔除引流管或各种插管；具有攻击性
+2	躁动 （agitated）	频繁、无目的的动作，或与呼吸机抵抗（人机对抗）
+1	不安 （restless）	焦虑不安，但无攻击性或过多的动作
0	清醒且平静 （alert and calm）	—
−1	昏昏欲睡 （drowsy）	不完全清醒，但声音刺激能够叫醒并维持觉醒（睁眼 / 目光接触＞ 10 秒）
−2	轻度镇静 （light sedation）	声音能叫醒并有短暂的目光接触（≤ 10 秒）
−3	中度镇静 （moderate sedation）	声音刺激后有活动或睁眼（但无目光接触）
−4	深度镇静 （deep sedation）	对声音刺激无反应，但躯体刺激后有活动或睁眼
−5	无法唤醒 （unarousable）	对声音或躯体刺激均无反应

注：镇静目标设置：白天 0 ～ −2；夜间 −1 ～ −3。

第二步：ICU 谵妄评估（如果 RASS ≥ -3）。

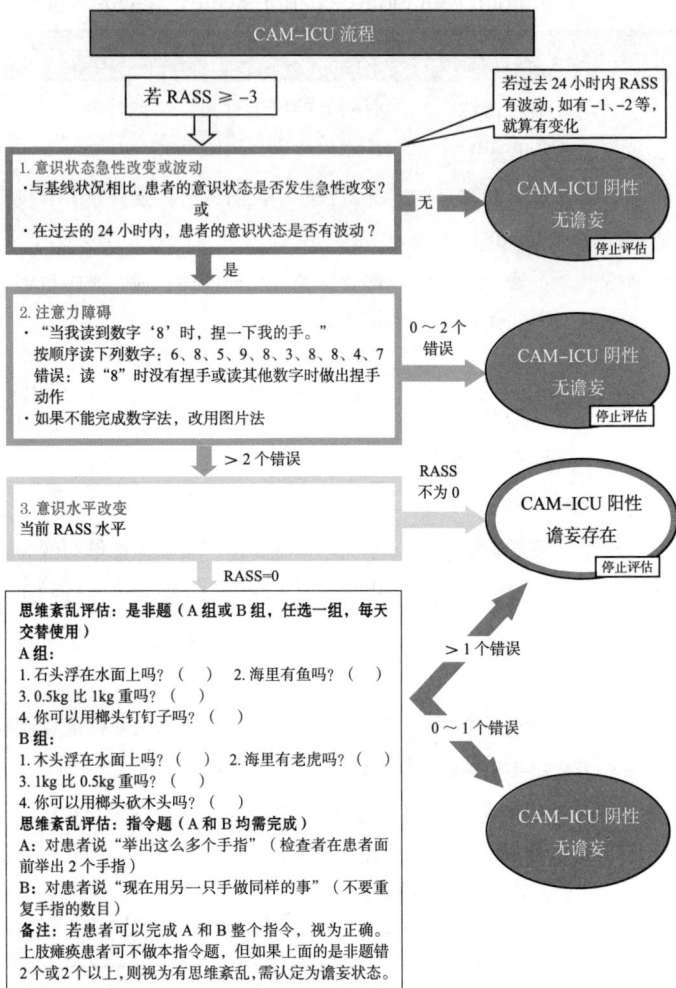

CAM-ICU 流程

若 RASS ≥ -3

若过去 24 小时内 RASS 有波动，如有 -1、-2 等，就算有变化

1. 意识状态急性改变或波动
· 与基线状况相比，患者的意识状态是否发生急性改变？
或
· 在过去的 24 小时内，患者的意识状态是否有波动？

无 → CAM-ICU 阴性 无谵妄 停止评估

是

2. 注意力障碍
· "当我读到数字 '8' 时，捏一下我的手。"
按顺序读下列数字：6、8、5、9、8、3、8、8、4、7
错误：读 "8" 时没有捏手或读其他数字时做出捏手动作
· 如果不能完成数字法，改用图片法

0～2 个错误 → CAM-ICU 阴性 无谵妄 停止评估

> 2 个错误

3. 意识水平改变
当前 RASS 水平

RASS 不为 0 → CAM-ICU 阳性 谵妄存在 停止评估

RASS=0

思维紊乱评估：是非题（A 组或 B 组，任选一组，每天交替使用）
A 组：
1. 石头浮在水面上吗？（　）　2. 海里有鱼吗？（　）
3. 0.5kg 比 1kg 重吗？（　）
4. 你可以用榔头钉钉子吗？（　）
B 组：
1. 木头浮在水面上吗？（　）　2. 海里有老虎吗？（　）
3. 1kg 比 0.5kg 重吗？（　）
4. 你可以用榔头砍木头吗？（　）
思维紊乱评估：指令题（A 和 B 均需完成）
A：对患者说 "举出这么多个手指"（检查者在患者面前举出 2 个手指）
B：对患者说 "现在用另一只手做同样的事"（不要重复手指的数目）
备注：若患者可以完成 A 和 B 整个指令，视为正确。
上肢瘫痪患者可不做本指令题，但如果上面的是非题错2 个或 2 个以上，则视为有思维紊乱，需认定为谵妄状态。

> 1 个错误 →

0～1 个错误 → CAM-ICU 阴性 无谵妄

五、重症监护谵妄筛查表（Intensive Care Delirium Screening Checklist，ICDSC）

重症监护谵妄筛查量表（ICDSC）	评分

1. 意识水平的改变（从 A～E 选一）

注意：可能需要重新评分，如患者最近接受过镇静治疗。

A. 对正常刺激反应过度　　　　SAS=5、6 或 7　　　记 1 分

B. 正常清醒状态　　　　　　　SAS=4　　　　　　记 0 分

C. 对轻度／中度刺激有反应

　（能遵嘱）　　　　　　　　SAS=3　　　　　　记 1 分

　（如果意识丧失与最近的镇静或镇痛有关，则记 0 分）

D. 仅对加强或重复的刺激有反应

（如大声呼唤、疼痛刺激）　　SAS=2　　　　　　**暂停评估**

E. 无反应　　　　　　　　　　SAS=1　　　　　　**暂停评估**

2. 注意力不集中（出现以下任一异常，则记 1 分）

患者眼神是否随你移动?

A. 不能遵嘱

B. 容易被外源刺激分散注意力

C. 很难转移注意力

3. 定向力障碍（出现以下任一异常，则记 1 分）

患者能否认出一直在照顾他／她的 ICU 护理人员? 患者是否不认识没照顾过他／她的 ICU 护理人员? 问患者自己在哪里（举例，学校、医院等）

对时间、地点或人物辨认有错误

重症监护谵妄筛查量表（ICDSC）	评分

4. 幻觉或妄想（出现以下任一异常，则记 1 分）

在过去的 24 小时内是否有幻觉？是否害怕周围的人或事物？（这种害怕与临床环境并不相符）

A. 可疑有幻觉或幻觉导致的行为（幻觉＝没有刺激时，对不存在的事物的感知）

B. 妄想或与真实性测试完全不符（妄想＝坚定不变地相信某个错误的理念）

5. 精神运动型兴奋或反应迟钝（出现以下任一异常，则记 1 分）

A. 反应过度，需要镇静药物或有潜在风险（如拔静脉通道或殴打医护人员）需要制动

B. 反应迟缓或临床上能观察到反应变慢或反应迟钝

（基于一线护理人员值班时的观察与记录）

6. 不恰当的言语或情绪（出现以下任一异常，则记 1 分）

患者是否对目前临床症状无动于衷（如情感缺乏）？患者是否出现一些言语或情绪的不恰当？患者是否有无理要求？

A. 不恰当的混乱或不流畅的言语

B. 与环境或事物相关的不恰当的情绪

7. 睡觉－觉醒周期失调（出现以下任一异常，则记 1 分）

A. 晚上睡眠＜ 4 小时

B. 晚上频繁醒（不包括医护人员的唤醒或环境吵闹）

C. 日间睡眠≥ 4 小时

（基于一线护理人员的评估）

重症监护谵妄筛查量表（ICDSC）	评分

8. 症状波动（记 1 分）

24 小时内，以上指标（如 1～7）的波动（如从一项跳至另一项）

注：SAS 为 Riker 镇静－躁动评分（Sedation-Agitation Scale）。

ICDSC 的总分为上述 1～8 项相加得出，总分 ≥ 4，诊断谵妄的敏感性可高达 99%。在评估谵妄患者的功能上，CAM-ICU 与 ICDSC 之间具有高度的一致性。

六、蒙特利尔认知评估量表（Montreal Cognitive Assessment，MoCA）

（一）MoCA 内容

蒙特利尔认知评估量表（MoCA）

姓名：　　　性别：　　　出生日期：　　　教育水平：　　　检查日期：

命名									得分
[ ]			[ ]			[ ]			__/3

记忆	读出下列词语，然后由患者重复上述过程重复2次，5分钟后回忆		面孔	天鹅绒	教堂	菊花	红色	不计分
		第1次						
		第2次						

注意	读出下列数字，请患者重复（每秒1个）		顺背 [ ]	2、1、8、5、4	__/2
			倒背 [ ]	7、4、2	
	读出下列数字，每当数字出现1时，患者敲一下桌面，错误数大于或等于2不给分 [ ] 5、2、1、3、9、4、1、1、8、0、6、2、1、5、1、9、4、5、1、1、1、4、1、9、0、5、1、1、2				__/2
	100 连续减 7	[ ] 93	[ ] 86	[ ] 79	[ ] 72	[ ] 65	__/3
	4～5个正确给3分，2～3个正确给1分，全部错误为0分						

语言	重复：我只知道今天张亮是来帮过忙的人 [ ] 狗在房间的时候，猫总是躲在沙发下面 [ ]	__/2
	流畅性：在1分钟内尽可能多地说出动物的名字 [ ]_____ （N≥11个名称）	__/1

抽象	词语相似性：香蕉－橘子＝水果 火车－自行车＝[ ] 手表－尺子＝[ ]	__/2

延迟回忆	回忆时不能提醒	面孔 [ ]	天鹅绒 [ ]	教堂 [ ]	菊花 [ ]	红色 [ ]	仅根据非提示记忆得分	__/2
	分类提示：							__/2
	多选提示：							__/2

定向	日期 [ ] 月份 [ ] 年代 [ ] 星期 [ ] 地点 [ ] 城市 [ ]	__/6

总分		__/30

（二）MoCA 评分指导

1. 交替连线测验

（1）指导语：检查者说"我们有时会用'1、2、3……'或者汉语的'甲、乙、丙……'来表示顺序。请您按照从数字到汉字并逐渐升高的顺序画一条连线。从这里开始（指向数字'1'），从 1 连向甲，再连向 2，并一直连下去，到这里结束〔指向汉字'戊'〕"。

（2）评分：当患者完全按照"1—甲—2—乙—3—丙—4—丁—5—戊"的顺序进行连线且没有任何交叉线时给 1 分。当患者出现任何错误而没有立刻自我纠正时，给 0 分。

2. 视结构技能（画立方体）

（1）指导语：检查者指着立方体说"请您照着这幅图在下面的空白处再画一遍，并尽可能精确"。

（2）评分：完全符合下列标准时，给 1 分：图形为三维结构，所有的线都存在，无多余的线，相对的边基本平行且长度一致。长方体（各边不等长）不符合要求，不应得分。仅接受立方体或轻微变形但仍保持各边大致等长的结构。在上述标准中，只要违反其中任何一条，即为 0 分。

3. 视结构技能（画钟表）

（1）指导语：检查者说"请您在此处画一个钟表，填上所有的数字并指示出 11 点 10 分"。

（2）评分：符合下列 3 个标准时，分别给 1 分：

轮廓（1分）：表面必须是个圆，允许有轻微的缺陷（如圆没有闭合）。

数字（1分）：所有的数字必须完整且无多余的数字；数字顺序必须正确且在所属的象限内；可以是罗马数字；数字不可以放在圆圈之外，若数字超出圆圈，则"数字"项目不得分。

指针（1分）：必须有2个指针且一起指向正确的时间；时针必须明显短于分针；指针的中心交点必须在表内且接近于钟表的中心。上述各项目的标准中，如果违反其中任何一条，则该项目不给分。

4. 命名

（1）指导语：检查者自左向右指着图片向患者提问，"请您告诉我这个动物的名字"。

（2）评分：每答对1个给1分。正确回答是：①狮子。②犀牛。③骆驼或单峰骆驼。

5. 记忆

（1）指导语：检查者以每秒1个词的速度读出5个词，并向患者说明："这是一个记忆力测验。在下面的时间里我会给您读几个词，您要注意听，一定要记住。当我读完后，把您记住的词告诉我。回答时想到哪个就说哪个，不必按照我读的顺序。"把患者回答正确的词在第1次的空栏中标出。当患者回答出所有的词，或者再也回忆不起来时，把这5个词再读一遍，并向患者说明："我把这些词再读一遍，您努力去记并把您记住的词告诉我，包括您在第一次已经说过的词。"把患者回答正确的词在第2次的空栏中标出。

第2次结束后，告诉患者一会儿还要让他回忆这些词："在检查结束后，我会让您把这些词再回忆一次。"

（2）评分：这2次回忆不记分。

6. 注意

（1）数字顺背广度：指导语为"下面我说一些数字，您仔细听，当我说完时您就跟着照样背出来"，检查者按照每秒1个数字的速度读出这5个数字。

（2）数字倒背广度：指导语为"下面我再说一些数字，您仔细听，但是当我说完时您必须按照原数倒着背出来"，检查者按照每秒1个数字的速度读出这5个数字。

评分：复述准确，每一个数列分别给1分（注：倒背的正确回答是2、4、7）。

（3）警觉性：指导语为"下面我要读出一系列数字，请注意听。每当我读到1的时候，您就用手敲一下桌面，当我读其他的数字时不要敲桌面"，检查者以每秒1个的速度读出数字串。

评分：如果完全正确或只有1次错误给1分，否则不给分（错误是指当读1的时候没有用手敲桌面，或读其他数字时敲了桌面）。

（4）连续减7：指导语为"现在请您做一道计算题，从100中减去一个7，而后从得数中再减去一个7，一直往下减，直到我让您停下来为止"。如果需要，可以再向患者讲一遍。

评分：本条目总分3分。全部错误记0分，1个正确给1分，2～3个正确给2分，4～5个正确给3分。从100开始计算正确的减数，每一个减数都单独评定，也就是说，如果患者减错了一次，而从这一个减数开始后续的减7都正确，则后续的正确减数要给分。例如，如果患者的回答是93、85、78、71、64，其中85是错误的，而其他的结果都正确，因此给3分。

7. 句子复述

（1）指导语：检查者说"现在我要对您说一句话，我说完后请您把我说的话尽可能原原本本地重复出来（暂停一会儿）：我只知道今天张亮是来帮过忙的人"。患者回答完毕后，检查者说"现在我再说另一句话，我说完后请您也把它尽可能原原本本地重复出来（暂停一会儿）：狗在房间的时候，猫总是躲在沙发下面"。

（2）评分：复述正确，每句话分别给1分。复述必须准确。注意复述时出现的省略（如省略了"只""总是"），以及替换/增加（如"我只知道今天张亮……"说成"我只知道张亮今天……"，或"房间"说成"房子"等）。

8. 词语的流畅性

（1）指导语：检查者说"请您尽可能快、尽可能多地说出您所知道的动物的名称。时间是1分钟，请您想一想，准备好了吗？开始"，1分钟后停止。

（2）评分：如果患者 1 分钟内说出的动物名称＞11 个则记 1 分。同时在检查表的背面或两边记下患者的回答内容。龙、凤凰、麒麟等神话动物也算正确。

9. 抽象　让患者解释每一对词语在什么方面相类似，或者说它们有什么共性。指导语从例词开始。

（1）指导语：检查者说"请您说说橘子和香蕉在什么方面相类似"，如果患者回答的是一种具体特征（如都有皮，或都能吃等），那么只能再提示一次："请再换一种说法，它们在什么方面相类似？"如果患者仍未给出准确回答（水果），则说"您说的没错，也可以说它们都是水果"，但不要给出其他任何解释或说明。在练习结束后，检查者说"您再说说火车和自行车在什么方面相类似"，当患者回答完毕后，再进行下一组词，"您再说说手表和尺子在什么方面相类似"，不要给出其他任何说明或启发。

（2）评分：只对后两组词的回答进行评分。回答正确，每组词分别给 1 分。

只有下列的回答被视为正确：火车和自行车——运输工具，交通工具，旅行用的；手表和尺子——测量仪器，测量用的。

下列回答不能给分：火车和自行车——都有轮子；手表和尺子——都有数字。

10. 延迟回忆

（1）指导语：检查者说"刚才我给您读了几个词让您记住，请您再尽量回忆一下，告诉我这些词都有什么"。

对未经提示而回忆正确的词，在下面的空栏中打钩（√）作为标记。

（2）评分：在未经提示下自由回忆正确的词，每词给1分。

（3）可选项目：在延迟自由回忆之后，对于未能回忆起来的词，通过语义分类线索鼓励患者尽可能地回忆。经分类提示或多选提示回忆正确者，在相应的空栏中打钩（√）作为标记。先进行分类提示，如果仍不能回忆起来，再进行多选提示。线索回忆不记分。线索回忆只用于临床目的，为检查者分析患者的记忆障碍类型提供进一步的信息。对于提取障碍导致的记忆缺陷，线索可提高回忆成绩；如果是编码障碍，则线索无助于提高回忆成绩。

11. 定向

（1）指导语：检查者说"告诉我今天的日期"，如果患者回答不完整，则可以分别提示患者"告诉我今天是哪年哪月，今天确切的日期，星期几"，然后再问"告诉我这是什么地方，它在哪个城市"。

（2）评分：每正确回答1项给1分。患者必须回答精确的日期和地点（医院、诊所、办公室的名称）。日期上多一天或少一天都算错误，不给分。

12. 总分

把右侧栏目中各项得分相加即为总分，满分30分。原版英文量表的应用结果提示，如果受教育年限≤12年则加1分，最高分为30分。≥26分属于正常。

七、简易精神状态检查表（Mini-Mental State Examination，MMSE）

简易精神状态检查表（MMSE）

姓名：　　　　性别：　　　　年龄：　　　　受教育水平：

---

1. 今年的年份？　____年　2. 现在是什么季节？季节____　3. 现在是几月？　____月　4. 今天是几日？　____日　5. 今天是星期几？　___
6. 现在我们在哪个省、市？　____　7. 你住在什么区（县）？　____区（县）8. 住在什么街道（乡）？　____街道（乡）9. 我们现在是第几层楼？　____楼层　10. 这儿是什么地方？地址（名称）____

（共10分）

---

11. 现在我要说三样东西的名称，在我讲完之后，请你重复说一遍，请你记住这三样东西，因为等一下会再问你的："皮球、国旗、树木"（以第1次答案记分）

皮球____　国旗____　树木____　　　　　　（共3分）

---

12. 现在请你从100减去7，然后从所得的数目再减去7，如此一直计算下去，把每一个答案都告诉我，直到我说"停"为止（若错了，但下一个答案是对的，那么只记1次错误）

93____　86____　79____　72____　65____　（共5分）

---

13. 现在请你告诉我，刚才我要你记住的三样东西是什么？

皮球____　国旗____　树木____　　　　　　（共3分）

14.（测试人员拿出手表）请问这是什么？　手表____
　　（测试人员拿出铅笔）请问这是什么？　笔____　（共2分）

---

15. 现在我要说一句话，请清楚地重复一遍，这句话是"四十四只石狮子"

（只说1遍，只有正确、咬字清楚的才记1分）

16.（测试人员把写有"闭上你的眼睛"大字的卡片交给受试者）
请照着这张卡片所写的去做 　　　　（如果他闭上眼睛，记1分）

17.（测试人员说下面一段话，并给他一张空白纸，不要重复说明，
也不要示范）

用右手拿这张纸＿＿＿　再用双手把纸对折＿＿＿

将纸放在大腿上＿＿＿ 　　　　　　　　　　　　（共3分）

18.请你说一句完整的、有意义的句子（句子必须有主语、动词）

记下句子＿＿＿＿＿＿＿＿＿＿＿＿＿＿＿＿ 　　　（共1分）

19.请你按样子画图

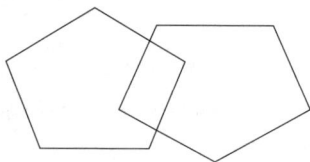

（共1分）

　　　该表的筛查范围包括定向能力（10分）、语言功能
（8分）、词语即刻回忆（3分）、延迟回忆（3分）、结构
模仿（1分）、计算力（5分），满分30分，得分越高表示
认知功能越好。其设计者Folstein认为，MMSE ≥ 27分
为正常，21～26分为轻度认知功能障碍，10～20分为
中度认知功能障碍，＜10分为重度认知功能障碍。

　　　1991年Molloy等发表了标准的简易精神状态量表
（sMMSE），规范了指导用语，便于多中心研究。由于文
化背景的关系，我国仍采用Folstein的中文修订版，并且
按照教育程度设立不同的痴呆界定值：文盲≤17分，小

学≤20分，中学≤22分，大学≤23分，即提示有认知功能障碍。

MMSE 的分析指标为总分，不能把单项分值视为相应的认知功能表现，也不能仅依据低于 MMSE 总分的划界分就做出痴呆诊断，必须结合其他多种测试工具及神经影像学表现、生化表现等。

MMSE 检查没有时间限制，对患者感到困难的项目，避免给予过多的压力，对患者的成功要进行表扬，建立亲善的关系，使患者感到舒适。本量表的优点在于操作简便，整个检查耗时 5～10 分钟，特别适用于老年人群，可作为大样本流行病学调查的筛查工具。MMSE 在评估中、重度认知功能障碍时假阴性率极低。另外，MMSE 的低分及其下降速度可以作为痴呆预后的预测因素，5 年随访研究表明正常衰老时 MMSE 减少约 0.25 分 / 年，病理性衰老约 4 分 / 年。

MMSE 的缺点是易受教育程度的影响，文化程度较高的老年人可能有假阴性，文化程度低者可能出现假阳性。此外，该量表的语言功能主要测查左半球病变所致的认知功能障碍，对右半球和额叶病变引起的认知功能障碍不够敏感，不能用于不同病因的鉴别诊断，作为认知减退的随访工具也不够敏感。

八、护理谵妄筛查量表（Nursing Delirium Screening scale，Nu-DESC）

护理谵妄筛查量表（Nu-DESC）

症状	评分
定向障碍： 言语或行为上表现为分不清时间或地点或周围其他人的身份	0～2
行为异常： 患者的行为与其所处的场合和/或本人的身份不相称。例如，在不允许的情况下，仍然拉扯身上的导管或敷料，或者试图下床及进行类似行为	0～2
错觉/幻觉： 看见或听见不存在的事物，视物扭曲	0～2
精神运动性迟缓： 反应迟钝，无或少有自发活动/言语，例如患者对针刺反应迟钝和/或不能被唤醒	0～2

注：评分按症状严重程度分别为缺如（0分）、轻度（1分）及显著（2分）。总分大于或等于2即可诊断谵妄。

Nu-DESC不需要专业培训，并且比CAM或CAM-ICU诊断更加迅速，尤其适合评估在苏醒室发生的谵妄。

九、儿童麻醉苏醒期谵妄评分（Pediatric Anesthesia Emergence Delirium，PAED）

儿童麻醉苏醒期谵妄评分（PAED）

标准	条目
1	同照顾者有眼神接触
2	行为有目的性
3	对其周围情况有认知
4	不安
5	难以抚慰

注：前3条为反向计分，没有=4分，有一点=3分，有一些=2分，很是=1分，极其=0分。

后2条为正向计分，没有=0分，有一点=1分，有一些=2分，很是=3分，极其=4分。

PAED 是早期临床最为常用的患儿术后谵妄的评估工具之一，适用于 19 个月至 6 岁间的术后苏醒期患儿，此量表已在儿童苏醒期谵妄评估中得到广泛应用。总分范围 0～20 分，分值越高，谵妄程度越重。≥ 10 分提示可能存在苏醒期谵妄（需结合临床判断）；≥ 12 分通常被认为是明确的谵妄状态。在此基础上，有学者认为，PAED > 12 分的评估结果比 PAED ≥ 10 分具有更好的特异性和敏感性。虽然此评分标准仍然具有主观性过强、不同评估者的评估结果会有差异、假阳性率高、评估中的项目内容与术后其他不良行为如疼痛等重叠等缺陷，但目前其仍为最权威、应用最广泛的评估儿童苏醒期谵妄的标准。更加客观、量化的评估标准还有待研究制定。

十、谵妄分级量表-98修订版（Delirium Rating Scale，DRS-R-98）

DRS-R-98为谵妄评定量表的修订版，用于谵妄严重程度的初次评定和再次评定。其共13项，总分代表症状的严重程度。即使临床上不予处理，谵妄症状也会有一定程度的波动，因此需要选择合理的评定间隔时间，以便记录下有意义的症状变化。

（一）症状严重程度项目

1. 睡眠 - 觉醒周期紊乱　病史来源包括家庭、看护者、护士及患者自己。注意区别闭目养神与睡眠。

0：没有症状。

1：夜间睡眠的连续性略有中断或白天偶有昏昏沉沉。

2：睡眠 - 觉醒周期中度紊乱（如在与人对话时入睡；白天时常打盹；夜间数次短暂的觉醒伴有意识障碍或行为改变，以及夜间睡眠明显减少）。

3：睡眠 - 觉醒周期严重紊乱（如睡眠 - 觉醒周期的昼夜颠倒；无正常睡眠周期，代之以多个短程的睡眠 - 觉醒片断；严重失眠）。

2.感知障碍（幻觉） 错觉和幻觉可出现于各种感觉形式。这些感知障碍可以为单调、非复合的"单纯型"，如声响、噪声、颜色、亮点或闪光；也可以为多维度的"复杂型"，如言语声、音乐声、人物、动物或场景。根据患者本人或看护者评定，亦可通过观察推断。

0：没有症状。

1：轻度感知障碍（如非现实感，或人格解体；患者无法分清梦境和现实）。

2：存在错觉。

3：存在幻觉。

3.妄想 妄想的内容各异，多表现为被害妄想。可根据患者自己、家人或看护者的报告进行评定。妄想为没有事实依据但患者坚信的想法，并且不能通过合理解释消除，其内容往往与患者的文化背景和宗教信仰不相符合。

0：没有症状。

1：轻度猜疑；过度警觉，或有先占观念。

2：尚未达到妄想程度的或貌似合理的怪异想法，以及超价观念。

3：存在妄想。

4.情绪不稳定 该项目为评定患者情绪的外在表现，并非描述患者的内心体验。

0：没有症状。

1：情绪有时与环境显得不相协调；数小时内情绪变化明显；情绪变化主要受自己控制。

2：情绪常常与环境不协调；数分钟内情绪变化明显；情绪变化不完全受自己控制，但对他人的提醒能做出相应的反应。

3：情绪严重抑制或波动极快，与环境不协调并对他人的提醒无法做出相应的反应。

5. 言语功能异常　该项目用于评定无法用方言或口吃解释的说话、写字和肢体语言的异常。评估的内容包括言语的流利程度、语法、理解能力、语义内容和命名能力。如有必要可通过让患者完成指令来测验其理解能力。

0：言语正常。

1：轻度损害，包括找词困难、命名困难或表达不够流利。

2：中度损害，包括理解困难或难以进行有意义的交流（语义内容）。

3：重度损害，包括言语无法理解、语词杂拌、缄默或理解能力丧失。

6. 思维过程异常　通过患者的口头表达或书写内容来评价其思维过程的异常，如患者无法说话或写字则跳过此项目。

0：正常的思维过程。

1：容易离题或赘述。

2：有时存在联想散漫，但总体上可以理解。

3：存在明显的联想散漫。

7. 精神运动性激越　通过临床观察来评定该项目，可通过拜访者、家人或医务人员的观察间接评定。应排除静坐不能、抽动和舞蹈病。

0：没有坐立不安或激越。

1：整个精神运动存在轻度的坐立不安或烦躁。

2：中度的精神运动性激越，包括肢体的夸张动作、来回踱步、明显的烦躁以及拔除输液管等行为。

3：严重的精神运动性激越，如攻击行为，或需要限制和隔离。

8. 精神运动性迟滞 可通过直接观察或家人、拜访者和医务人员的观察间接评定。需鉴别帕金森病引起的迟滞和睡眠状态。

0：不存在自主运动的迟缓。

1：运动的频率、自主性和速度轻度降低，临床上可以察觉。

2：运动的频率、自主性和速度明显降低，并影响患者的日常生活。

3：严重的精神运动性迟滞，缺乏自主运动。

9. 定向障碍 无法说话的患者可通过做多选题来评定。时间的误差不超过 2 天，而住院 3 周以上的患者，其回答误差范围可延长到 7 天。人物的定向障碍多表现为无法认出家庭成员（包括能认出但无法说出是谁），一般出现在时间或地点定向障碍以后。自我定向障碍是人物定向障碍最严重的形式，临床上较少见。

0：人物、时间和地点定向全。

1：时间定向障碍（如时间误差大于 2 天，月份或年份错误），或地点定向障碍（如无法说出所在机构、城市或国家），但两者不同时存在。

2：时间和地点定向障碍。

3：人物定向障碍。

10. 注意力缺陷　通过交谈和 / 或其他特殊的测试（如数字广度试验）来评定患者说话的持续性、易转移性和改变话题的难易程度。对有感觉器官缺陷、气管插管或双手受限的患者，可用其他检查方法评估（如书写）。

0：注意力集中并有一定的警觉性。

1：注意力较难集中或较易转移注意力，但尚能顺着原先的话题。数字广度试验仅有一个错误，并且回答速度尚可。

2：中度的注意力缺陷，难以集中和维持。数字广度试验有数个错误，并需一定的提醒才能完成试验。

3：根本无法集中或维持注意力，回答错误，或内容不完全，甚至无法遵从指令。易被环境中的其他声音和事物吸引注意。

11. 短时记忆缺陷　定义为回忆 2 ～ 3 分钟前记住的信息（如 3 项听到或看到的事物）。如进行正式评估，在评定之前应详细记录信息的内容，测定的次数和提示的信息均应记录在案。患者在回忆之前不得进行练习，并且在此期间应转移其注意力。患者可说出或写出记住的信息。如测定正常，但在交谈过程中发现有一定的短期记忆缺陷也包括在内。

0：短期记忆完整。

1：能回忆 2/3 的信息，在提示后能回忆出另外 1/3 的信息。

2：能回忆 1/3 的信息，在提示后尚能回忆出另外 2/3 的信息。

3：不能回忆。

12. 长时记忆缺陷　可通过让患者回忆过去的事件（如过去的病史或其他可以核实的个人经历），或与文化相关的常识。如进行正式测定，可让患者记 3 个物体（口头或书面形式呈现，并做详细的记录），在至少间隔 5 分钟后让患者回忆。在此期间，患者不得进行练习。允许智力发育迟滞或文化程度低于初中的患者无法回答常识问题。评定长时记忆缺陷应从临床检查和正式测定，近期记忆和远期记忆各个方面综合考虑。

0：无明显的长时记忆缺陷。

1：能回忆 2/3 的信息和 / 或回忆其他长时记忆的内容有少许错误。

2：回忆 1/3 的信息和 / 或回忆其他长时记忆的内容有较多错误。

3：不能回忆和 / 或回忆其他长时记忆的内容有严重困难。

13. 视觉空间能力损害　可用正式或非正式的评估方法。患者在居住区中找路的能力也应考虑在内（如走失）。

正式测定可让患者临摹简单的画、拼七巧板，或画地图并辨认其中的主要城市等。注意排除因视力障碍所致的结果错误。

0：无损害。

1：轻度损害，包括正式测定中画的总体和拼图的多数细节或部分正确；和／或在居住区中找路的能力轻微损害。

2：中度损害，包括正式测定的画面变形和／或拼图的一些细节或部分错误；和／或在较为陌生的环境中容易迷路，常需他人指路；在较为熟悉的环境中难以认路。

3：正式测定无法完成；和／或在居住区时常走失或迷路。

以上13项得分相加即为严重程度分。

（二）诊断项目

以下3项用于诊断或研究中鉴别谵妄同其他障碍，其分值与严重程度分相加可得总分。

14. 症状的发生时间　评估症状首次发作或反复发作时出现的快慢，而非症状的持续时间。当患者原先即有精神科疾病时，应及时辨认谵妄症状的出现，如严重抑郁患者因过量服药出现谵妄时，应评定其谵妄症状的出现时间。

0：与平时或长期行为无明显区别。

1：症状逐渐出现，发生时间约数周至1个月。

2：在数天至 1 周内，人格或行为有明显变化。

3：在数小时至 1 天内，人格或行为突然发生变化。

15. 症状严重程度的波动性　评估一定时间内单个症状或一组症状的消退或出现的情况。其通常应用于认知、情感、幻觉的严重程度、思维障碍和言语障碍。值得注意的是，感知障碍通常是间歇出现的，有时会在其他症状消退时更加严重。

0：无症状的波动。

1：症状严重程度在数小时内出现波动。

2：症状严重程度在数分钟内出现波动。

16. 躯体疾病　评估心理、医学或药物因素对所评定症状的特殊作用。患者可有一定的问题，但该问题未必与所评定的症状有因果联系。

0：无疾病或无正处于活动期的疾病。

1：存在可能影响精神状态的躯体疾病。

2：药物、感染、代谢异常、中枢神经系统异常和其他合并的躯体疾病可特异性地引起行为或精神状态的改变。

谵妄分级量表–98修订版（DRS-R-98）评分表

患者姓名：

记录日期和时间：

记录者：

严重程度：　　　　　　　　量表总分：

症状严重程度项目	项目得分	选择信息
1. 睡眠–觉醒周期紊乱	0 1 2 3	打盹　仅有夜间睡眠障碍　日夜颠倒
2. 感知障碍（幻觉）	0 1 2 3	**错觉和幻觉的类型：** 听觉　视觉　嗅觉　触觉 **错觉和幻觉的形式：** 简单　复杂
3. 妄想	0 1 2 3	**妄想的形式：**被害　其他 **性质：**结构松散　系统
4. 情绪不稳定	0 1 2 3	**类型：**愤怒　焦虑　烦躁 　　　　情绪高涨　易激惹
5. 言语功能异常	0 1 2 3	**因插管、缄默或其他无法检查**　是　否
6. 思维过程异常	0 1 2 3	**因插管、缄默或其他无法检查**　是　否
7. 精神运动性激越	0 1 2 3	**因受到限制无法检查**　　　　　是　否 **限制类型：**
8. 精神运动性迟滞	0 1 2 3	**因受到限制无法检查**　　　　　是　否 **限制类型：**

症状严重程度项目	项目得分	选择信息
9. 定向障碍	0 1 2 3	时间： 地点： 人物：
10. 注意力缺陷	0 1 2 3	
11. 短时记忆缺陷	0 1 2 3	测定的编号： 提示的类型：
12. 长时记忆缺陷	0 1 2 3	提示的类型：
13. 视觉空间能力损害	0 1 2 3	无法运用双手

诊断项目	项目得分	选择信息		
14. 症状的发生时间	0 1 2 3	症状是否出现在其他精神疾病上	是	否
15. 症状严重程度的波动性	0 1 2	症状是否只出现在夜晚	是	否
16. 躯体疾病	0 1 2	可导致症状的生理、医学或药物因素		